Michael Worlicek

Sympathektomie bei experimenteller Leberzirrhose

Michael Worlicek

Sympathektomie bei experimenteller Leberzirrhose

Auswirkungen auf die Translokation und systemische Streuung von Escherichia Coli bei experimenteller Leberzirrhose

Südwestdeutscher Verlag für Hochschulschriften

Impressum/Imprint (nur für Deutschland/only for Germany)
Bibliografische Information der Deutschen Nationalbibliothek: Die Deutsche Nationalbibliothek verzeichnet diese Publikation in der Deutschen Nationalbibliografie; detaillierte bibliografische Daten sind im Internet über http://dnb.d-nb.de abrufbar.
Alle in diesem Buch genannten Marken und Produktnamen unterliegen warenzeichen-, marken- oder patentrechtlichem Schutz bzw. sind Warenzeichen oder eingetragene Warenzeichen der jeweiligen Inhaber. Die Wiedergabe von Marken, Produktnamen, Gebrauchsnamen, Handelsnamen, Warenbezeichnungen u.s.w. in diesem Werk berechtigt auch ohne besondere Kennzeichnung nicht zu der Annahme, dass solche Namen im Sinne der Warenzeichen- und Markenschutzgesetzgebung als frei zu betrachten wären und daher von jedermann benutzt werden dürften.

Verlag: Südwestdeutscher Verlag für Hochschulschriften GmbH & Co. KG
Dudweiler Landstr. 99, 66123 Saarbrücken, Deutschland
Telefon +49 681 37 20 271-1, Telefax +49 681 37 20 271-0
Email: info@svh-verlag.de

Zugl.: Regensburg, Universität, Diss., 2011

Herstellung in Deutschland:
Schaltungsdienst Lange o.H.G., Berlin
Books on Demand GmbH, Norderstedt
Reha GmbH, Saarbrücken
Amazon Distribution GmbH, Leipzig
ISBN: 978-3-8381-2798-9

Imprint (only for USA, GB)
Bibliographic information published by the Deutsche Nationalbibliothek: The Deutsche Nationalbibliothek lists this publication in the Deutsche Nationalbibliografie; detailed bibliographic data are available in the Internet at http://dnb.d-nb.de.
Any brand names and product names mentioned in this book are subject to trademark, brand or patent protection and are trademarks or registered trademarks of their respective holders. The use of brand names, product names, common names, trade names, product descriptions etc. even without a particular marking in this works is in no way to be construed to mean that such names may be regarded as unrestricted in respect of trademark and brand protection legislation and could thus be used by anyone.

Publisher: Südwestdeutscher Verlag für Hochschulschriften GmbH & Co. KG
Dudweiler Landstr. 99, 66123 Saarbrücken, Germany
Phone +49 681 37 20 271-1, Fax +49 681 37 20 271-0
Email: info@svh-verlag.de

Printed in the U.S.A.
Printed in the U.K. by (see last page)
ISBN: 978-3-8381-2798-9

Copyright © 2011 by the author and Südwestdeutscher Verlag für Hochschulschriften GmbH & Co. KG and licensors
All rights reserved. Saarbrücken 2011

AUSWIRKUNGEN EINER SPLANCHNIKUSSPEZIFISCHEN SYMPATHEKTOMIE AUF DIE TRANSLOKATION UND SYSTEMISCHE STREUUNG VON ESCHERICHIA COLI BEI EXPERIMENTELLER LEBERZIRRHOSE

von

Michael Worlicek

2010

Meinen Eltern

Inhaltsverzeichnis

ABKÜRZUNGEN 1

1. EINLEITUNG 3

1.1 Die bakterielle Translokation (BT) 3
    1.1.1 Definition der bakteriellen Translokation 3
    1.1.2 Ursachen bakterieller Translokation 4
        1.1.2.1 Die intestinale bakterielle Überwucherung (IBÜ) 4
        1.1.2.2 Gesteigerte Permeabilität der intestinalen Mukosabarriere 5
        1.1.2.3 Verminderte Immunfunktion bei Leberzirrhose 6

1.2 Die spontane bakterielle Peritonitis (SBP) 7
    1.2.1 Definition der SBP 7
    1.2.2 Pathogenese 7
    1.2.3 Diagnose 8
    1.2.4 Behandlung und Prophylaxe 9

1.3 Einfluss des sympathischen Nervensystems (SNS) auf Immunfunktionen des sog. „Gut Associated Lymphoid Tissue" (GALT) 11
    1.3.1 Allgemeine Definition und Mechanismus des SNS 11
    1.3.2 Einfluss des SNS auf die intestinale Mikroflora 12
    1.3.3 Einfluss des SNS auf die intestinale Permeabilität 13
    1.3.4 Einfluss des SNS auf die angeborene Immunität 14

2. ZIELSETZUNG 16

3. MATERIAL UND METHODEN 17

3.1 Benötigte Materialien 17

3.2 Tiermodell der Lebezirrhose 19

3.3 Gruppeneinteilung der Versuchstiere 20

3.4 Die splanchnikusspezifische Sympathektomie (SE) 20

3.5 Anzüchtung einer definierten Menge *Escherichia coli (E. coli)* 23

3.6 Feststellung der für den Hauptversuch geeigneten Menge von *E. coli* 24

3.7 Statistische Analyse 25

4. TIEREXPERIMENTELLE ARBEITEN 26

4.1. Inokulation von *E. coli* intraperitoneal in vivo..26

4.2 Quantifizierung der Aszitesmenge 26

4.3 Entnahme der MLK, Milz, Leber und Lunge, Punktion der Aorta 28

4.4. Mikrobiologische Beurteilung bakterieller Streuung 32

4.5 Blutbildanalyse im Bezug auf Leukozyten 33

4.6 Histologische Analyse von Milz, Leber und Lunge 33

5. ERGEBNISSE 34

5.1 Tierdaten...34

5.2 Die Rolle einer splanchnikusspezifischen SE für die BT- Entstehung 34

    5.2.1 Auswertung der BT in MLK...35

    5.2.2 Auswertung der Blut- und Aszieskulturen 37

    5.2.3 Auswertung der BT in Leber, Lunge und Milz 37

5.3 Der Einfluss einer SE auf die Chemotaxis 43

6. DISKUSSION 44

7. ZUSAMMENFASSUNG 51

8. LITERATURVERZEICHNIS 52

9. DANKSAGUNG UND ERKLÄRUNG 59

Abkürzungen

Anti-DBH	Anti-Dopamin-ß-Hydroxylase
BT	Bakterielle Translokation
CCl_4	Tetrachlorkohlenstoff
CCl_3	Trichlorkohlenstoff
CFU	Colony forming units
CYP	Cytochrom P
DIC	Disseminierte intravasale Koagulation
DNA	Desoxyribonukleinsäure
E. coli	Escherichia coli
GALT	Gut associated lymphoid tissue
GFP	Grün fluoreszierendes Protein
IBÜ	Intestinale bakterielle Überwucherung
LBS	lysogeny broth suspension
IL-4	Interleukin 4
MLK	Mesenteriale Lymphknoten
MNC	Mononukleäre Zellen
NaCl	Kochsalzlösung (Natriumchlorid)
NK	natürliche Killerzellen
PAMP	Pathogen associated molecular pattern
PBS	Phosphatpufferlösung
PMN	Polymorphonukleäre Leukozyten
RIP	Ribosom inaktivierendes Protein
RNA	Ribonukleinsäure
SBP	Spontane bakterielle Peritonitis
SE	Sympathektomie
SNS	Sympathisches Nervensystem
TNF	Tumor Nekrose Faktor

1. Einleitung

1.1 Die bakterielle Translokation (BT)

1.1.1 Definition der bakteriellen Translokation

Die Voraussetzung für die Entwicklung einer spontanen bakteriellen Peritonitis (SBP) ist die Einwanderung von Keimen aus dem Darmlumen in den Bauchraum. Man spricht hierbei von bakterieller Translokation (BT). Die Passage von größeren Partikeln durch die natürlich bestehende intestinale Barriere wurde erstmal 1844 von Herbst et al. beschrieben. Volkheimer und Schulz fanden 1968 heraus, dass intakte Stärkepartikel bei gesunden Menschen über das Intestinum transportiert werden können.[72] Der endgültige Begriff „bakterielle Translokation" wurde schließlich von Berg und Garlington geprägt. Sie beschrieben das Phänomen als das Übertreten von Bakterien aus dem Darmlumen in die mesenterialen Lymphknoten (MLK) und/oder deren systemische Streuung und Anreicherung in extraintestinalen Organen wie Leber, Lunge oder Milz.[4]

Diese Definition wurde später erweitert und beinhaltet seitdem zusätzlich den Nachweis bakterieller Zellbestandteile, wie z.B. bakterielle DNA oder bakterielle Endotoxine, die sowohl von lebenden, als auch nicht-lebenden Bakterien freigesetzt werden können. Dies beruht auf der Annahme, dass auch diese Bakterienprodukte über eine anatomisch intakte intestinale Barriere wandern können und somit für die aus einer BT resultierenden pathophysiologischen Effekte mitverantwortlich sind.[4]

Dabei ist es wichtig zu erwähnen, dass es sich bei den translozierenden Bakterien keineswegs um obligat pathogene Keime handeln muss, sondern auch Bakterien betrifft, die in der natürlichen Darmflora sämtlicher Säugetiere enthalten sind und dort einen wichtigen Beitrag z.B. bei der Verdauung leisten.

Das Gesamtgewicht der bakteriellen Flora im Verdauungstrakt beträgt durchschnittlich etwa 1,0 kg. Der größte Anteil davon befindet sich im Kolon. Erst die Ansiedelung dieser Bakterien im Körper außerhalb des Darms macht sie gefährlich. Das beste Beispiel hierfür ist der in dieser Arbeit verwendete *Escherichia coli*, der nur einen geringen Anteil an der natürlichen Darmflora hat, aber gleichzeitig auch einer der häufigsten Verursacher nosokomialer Harnwegsinfekte ist, was klar auf seine mögliche Pathogenität hindeutet. [20]

1.1.2 Ursachen bakterieller Translokation

Die drei Hauptmechanismen einer BT sind die intestinale bakterielle Überwucherung (IBÜ), eine erhöhte Permeabilität der intestinalen Mukosabarriere und eine verminderte Immunabwehr. Allerdings ist ein Zusammenspiel dieser drei Faktoren nötig, damit es zu einem klinisch relevanten Auftreten einer BT kommt.[24]

1.1.2.1 Die intestinale bakterielle Überwucherung (IBÜ)

Es ist bekannt, dass die mikrobiologische Flora eng mit der Gesundheit eines Menschen verbunden ist. Eine besondere Rolle kommt hierbei dem Gastrointestinaltrakt zu, da dieser die größte Oberflächenstruktur des Körpers darstellt und immer einer großen Zahl von Mikroorganismen ausgesetzt ist. Dabei ist der proximale Teil des Darms weniger besiedelt als der distale. Die Zahl an colony forming units/ml (CFU/ml) steigt im Jejunum beim Gesunden von 10^5 auf 10^8 im distalen Ileum und erreicht schließlich im Kolon bis zu 10^{12} CFU/g Stuhl.[74] Von einer bakteriellen Überwucherung spricht man bei Nachweis von mehr als 10^5 CFU/g im oberen Jejunum.

Durch molekulargenetische Untersuchungen konnte bewiesen werden, dass ein direkter Zusammenhang zwischen dem Bestehen einer BT und dem Auftreten einer SBP besteht.[38] Hierbei wurde gezeigt, dass die eine SBP auslösenden Keime genetisch mit den aus den MLK und den aus der normalen Darmflora isolierten Bakterien übereinstimmt.[38] Einen zusätzlichen Beweis hierfür lieferte ein Versuch, bei dem das Wachstum der Darmflora durch die orale Gabe von Norfloxacin unterbunden wurde. Hierdurch wurde bei den entsprechenden Tieren das Auftreten einer BT und SBP deutlich verringert.[37] In einem weiteren Rattenmodell konnte gezeigt werden, dass die Zahl an partiell aeroben, gramnegativen Bakterien im Darm von Ratten mit Leberzirrhose signifikant höher ist als in gesunden Tieren. Ganz besonders trifft diese Erkenntnis auf das Wachstum von E. coli zu.[24,55] Dies ist deshalb von großer Bedeutung, da sich herausgestellt hat, dass aerobe gramnegative Bakterien besonders gut in die MLK translozieren.[64] Dies gilt in erster

Linie für spezielle *E. coli* Stämme, die scheinbar die Fähigkeit besitzen, besonders gut an die intestinale Mukosa anzubinden.[35] Da aber nur 53,3 % der überwuchernd wachsenden Bakterien auch wirklich translozierten, bestätigt sich die These, dass eben die zusätzlichen Faktoren, gesteigerte Permeabilität und verminderte Immunabwehr erst eine BT ermöglichen.[24] Allerdings ist hier zu betonen, dass nur Bakterien die im Darm überwuchernd wachsen direkt im Zusammenhang mit einer BT stehen.[55]

1.1.2.2 Gesteigerte Permeabilität der intestinalen Mukosabarriere

Unter normalen Umständen hat die intestinale Mukosa die Aufgabe das Übertreten von Mikroorganismen aus dem Darmlumen zu verhindern.[35] Um diese Aufgabe zu bewältigen sezernieren die Becherzellen, welche zwischen den Epithelzellen liegen, ca. 3,0 l Muzine am Tag. Dadurch entsteht zum einen eine ca. 400-500 nm dicke Schutzschicht, die verhindert, dass Bakterien in direkten Kontakt mit den Mikrovilli treten können.[74] Zum anderen ist der sezernierte Schleim reich an Immunglobulin A, das Bakterien bindet und Toxine neutralisiert, die von Bakterien gebildet werden.[62,74] Den wichtigsten Schutz stellt jedoch das Darmepithel selbst dar. Die Zellen sind durch sog. Zell-Zellkontakte verbunden. Sie bestehen aus Verschlusskontakten, sog. Tight junctions, die nur selektiv permeabel sind. Daneben bestehen Adhäsionskontakte, sog. Desmosomen, die über intermediäre Filamente das Zytoskelett stützen und schließlich Kommunikationskontakte, sog. Gap junctions, die den interzellulären Übertritt von z.B. Ionen erlauben.[74]
Bei Patienten mit Leberzirrhose kommt es zu strukturellen Veränderungen in der intestinalen Mukosa u.a. zu einer Erweiterung der Interzellulärräume[74], aber auch zur Bildung eines submukösen Ödems.[16] Die histologischen Veränderungen werden besonders im Zökum beobachtet, das besonders reich an Bakterien ist, die zur Translokation neigen wie *Escherichia coli*.[17] Allerdings haben experimentelle Studien gezeigt, dass bei gleicher Konzentration an *E. coli* in Dünn – und Dickdarm die Bakterien in erster Linie aus dem Dünndarm translozieren.[32]
Als Verursacher der strukturellen Veränderungen des Darms bei Zirrhosepatienten wird die portale Hypertension vermutet. Außerdem soll sie das Einwandern von Entzündungszellen fördern, welche wiederum eine BT begünstigen.[16,17] Diese These wird dadurch unterstrichen, dass die strukturellen Veränderungen verstärkt bei

Ratten auftraten die im Verlauf der Zirrhose Aszites gebildet hatten, während Ratten ohne Aszites bzw. Ratten mit einer chronischen portalen Hypertonie, die einen niedrigeren prähepatischen Druck aufweisen weniger ausgeprägte Veränderungen vorweisen.[16,17,24,47] Jedoch konnte bisher noch kein Zusammenhang zwischen dem Grad der portalen Hypertonie und dem Grad der intestinalen Permeabilität nachgewiesen werden.

1.1.2.3 Verminderte Immunfunktion bei Leberzirrhose

Bei Zirrhosepatienten kommt dem intestinalen Immunsystem eine zentrale Rolle bei der Abwehr einer BT und assoziierten schweren Komplikationen zu. Zum einen muss sich das Immunsystem mit der unter 1.2.1. erwähnten IBÜ auseinandersetzen, was für einen immunkompetenten Organismus kein Problem darstellen würde, da die Bakterien nach der Translokation phagozytiert und abgetötet werden.[74] Zum anderen wurde in einer Studie belegt, dass die gesteigerte intestinale Permeabilität besonders bei Patienten im Stadium C der Child-Klassifikation auftritt.[36] Dieses Stadium geht mit einer Schwächung der Immunfunktion einher und ist u.a. deshalb so komplikationsträchtig.[7,46]

Einer der wichtigsten Mechanismen der angeborenen Immunabwehr ist die Phagozytose. Dendritische Zellen und Monozyten sind die Hauptvertreter der unspezifischen Abwehr in der Darmmukosa.[74] Angelockt durch Chemokine, die durch das Darmepithel nach Kontakt mit bakteriellen Antigenen freigesetzt werden, erkennen diese über ihre Toll-like-Rezeptoren sog. PAMPs (pathogen-associated molecular patterns), die von Bakterien exprimiert werden und phagozytieren diese. Danach wandern sie zurück in die Lymphfollikel der MLK und aktivieren die spezifische Immunabwehr, indem sie den B- und T-Lymphozyten die Antigene präsentieren.[74] Dieser ganze Ablauf ist gestört, wenn der Mechanismus der Phagozytose nicht oder insuffizienz abläuft. Aber auch andere Defekte des angeborenen Immunsystems spielen eine Rolle bei der Leberzirrhose. So wurden Störungen in der Funktion von neutrophilen Granulozyten[48] und Makrophagen[21] im Verlauf einer Leberzirrhose beschrieben. Da es in Folge von Leberschäden auch zu einer verminderten Syntheseleistung der Leber kommt, sinkt die Serumkonzentration von Komplementfaktoren[59,53,70] und anderen für die Immunreaktion überaus wichtigen opsonierenden Faktoren, wie z.B. Fibronektin.[43]

Erst wenn eine Leberzirrhose soweit fortgeschritten ist, dass es zu derartig drastischen Störungen im Ablauf der Immunabwehr kommt, ist die pathophysiologische Grundlage für eine bakterielle Aussaat in andere Gewebe außerhalb der MLK gegeben.[36]

1.2 Die spontane bakterielle Peritonitis (SBP)

1.2.1 Definition der SBP

Als spontan-bakterielle Peritonitis bezeichnet man die akut auftretende, lebensgefährliche Entzündung des Peritoneums als Folge einer infektiösen Flüssigkeitsansammlung im Bauchraum, ohne dass ein intraabdomineller auslösender Entzündungsprozess, wie z.b. ein Abszess, besteht.[59] Um die Diagnose stellen zu können, muss die Zahl an polymorphonukleären Leukozyten mindestens 250/µl Aszites betragen. In den meisten Fällen wird nur ein Keim als Verursacher nachgewiesen. Dies ist deshalb wichtig, da es sich bei der SBP meistens um eine monobakterielle Infektion handelt. Das Vorhandensein mehrerer Mikroorganismen in einer Kultur würde die Diagnose einer sekundären Peritonitis nahe legen (siehe auch 1.2.3).[9,20,54] Über 60% der SBP-Fälle werden durch gramnegative *Enterobakterien* verursacht. Die am häufigsten nachgewiesenen Keime hierbei sind *Escherichia coli* und *Klebsiella pneumoniae*.[44,54,74] Die SBP spielt deshalb eine so wichtige Rolle, da sie die häufigste und zu gleich gefährlichste infektiöse Komplikation der Leberzirrhose ist. Ihre Häufigkeit wird mit ca. 25% beziffert, gefolgt von Harnwegsinfekten mit ca. 20% und Pneumonien mit ca. 15%.[9,19]

1.2.2 Pathogenese

Wie schon unter 1.1 ausgeführt, ist die Hauptursache einer SBP bei Leberzirrhose die BT von Darmbakterien in den Bauchraum. Durch diese Störung im Gleichgewicht zwischen der normalen intestinalen Flora und dem Organismus kommt es zu einer Entzündungsreaktion, die sich immer weiter fortsetzt und letztendlich zu einer ernsten Infektion führt. Diese schwere Entzündungsreaktion ist die Folge einer

Kombination von Komplikationen, die sich aus den drei Hauptmechanismen einer BT ergibt.
Durch die gesteigerte Permeabilität der intestinalen Mukosa, die z. B. aufgrund von oxidativem Stress und der Einwirkung von lokal erhöhten Konzentrationen an Stickstoffmonoxid (NO) und proinflammatorischen Zytokinen entsteht [9], kommt es zur Einwanderung von überwuchernd wachsenden Bakterien aus dem Darm in das Peritoneum [35,64]. Als Folge der Schwächung des Immunsystems im Zuge der Leberzirrhose können sich die jetzt als pathologisch anzusehenden Keime vermehren und damit eine schwere Entzündung des Peritoneums verursachen.[9,53,70]
In der weiteren Folge können die Bakterien systemisch streuen und so eine generalisierte Sepsis verursachen, die bei einem Drittel der Patienten zu einem akuten Nierenversagen führt, welches die häufigste Todesursache dieser Patienten darstellt. [20] Allerdings sind nur 40-50% der SBP-Fälle kultur-positiv, d.h. lässt sich ein lebendes Bakterium im Aszites mikrobiologisch nachweisen.

1.2.3 Diagnose

Die Früherkennung einer SBP ist der entscheidende Faktor im Hinblick auf ihre Behandlung. Allerdings gibt es keine spezifischen klinischen Zeichen für eine SBP. Die häufigsten Symptome sind Fieber (69%), abdominelle Schmerzen (59%), Zeichen einer hepatischen Enzephalopathie, Diarrhoe, Ileus, Schock, Hypothermie und sehr selten eine abdominelle Abwehrspannung. Etwa 20% der Patienten bleiben jedoch klinisch zunächst asymptomatisch. [9,19]
Die Seltenheit einer abdominellen Abwehrspannung steht im direkten Zusammenhang mit dem Vorliegen eines Aszites, da die Flüssigkeit, wenn sie in ausreichend großer Menge vorhanden ist, den Kontakt zwischen viszeralem und parietalem Blatt des Peritoneums verhindert. [9] Als wichtigster Schritt bei der Diagnose einer SBP gilt nach wie vor die Parazentese und Untersuchung von Aszites. [9,19]
Die Hauptindikationen für eine Punktion sind: nicht erklärbare klinische Verschlechterung, plötzliches Auftreten von Komplikationen wie hepatische Enzephalopathie oder Verschlechterung der Nierenfunktion und ein neu aufgetretener Aszites. Auf eine Punktion sollte verzichtet werden, wenn der Verdacht

auf eine Fibrinolyse oder eine disseminierte intravaskuläre Koagulation (DIC) besteht, da sonst schwer kontrollierbare Blutungen die Folge sein können. [9,20]

An dem gewonnenen Aszites sollten folgende Tests durchgeführt werden. Auf alle Fälle sollte eine mikrobiologische Kultur (anaerob und aerob) zum Nachweis von Bakterien angelegt werden. Allerdings wurde in Studien gezeigt, dass bis zu 60% der angelegten Kulturen negativ ausfielen, obwohl die Patienten tatsächlich an einer SBP litten. [19] Daher hat man das Testspektrum um zwei weitere Analysen erweitert. Zusätzlich prüft man die Anzahl polymorphkerniger Leukozyten (PMN), was sich mittlerweile als wichtigstes Element der Diagnose herausgestellt hat. Eine Anzahl dieser PMN von über 250/µl gilt als beweisend für eine SBP. [9,19]

Ein weiterer Routinetest, der am Punktat durchgeführt wird, ist die Bestimmung der Albuminkonzentration. So kann das Verhältnis zwischen der im Serum und im Aszites befindlichen Albuminkonzentration berechnet werden. Ein Gradient der größer ist als 1,1 g/dl ist charakteristisch für eine portale Hypertension und spricht nach Ausschluß einer kardialen Genese hochspezifisch für eine SBP. [9] Auch wenn die mikrobiologische Kultur nicht spezifisch für eine SBP ist, so sollte trotzdem nicht auf sie verzichtet werden, da im Falle der Positivität dies nicht nur die BT beweist, sondern auch eine wichtige Rolle für die Unterscheidung einer SBP von einer sekundär verursachten Peritonitis spielt. Bei einer sekundär verursachten Peritonitis, wie sie häufig bei intraabdominellen Abszessen oder einer Darmperforation vorkommt, finden sich in der Kultur meist mehrere verursachende Keime, während einer SBP meist nur ein verursachender Keim zu Grunde liegt.[9,19,20,54] Ferner sollte von den Patienten neben einer Aszireskultur auch eine Blutkultur angelegt werden, da Patienten mit einer SBP häufig auch an einer Bakteriämie leiden. [9,20]

1.2.4 Behandlung und Prophylaxe

Als Mittel der Wahl zur Behandlung einer SBP stehen natürlich Antibiotika an oberster Stelle. So konnte die Mortalität von ca. 90% zu Zeiten der Erstbeschreibung auf aktuell ca. 30% reduziert werden.[19,20] Zu Beginn wurden Patienten mit ß-Laktam-Antibiotika und Aminoglykosiden behandelt. Allerdings stellte sich schnell heraus, dass Patienten mit einer SBP oft an einer eingeschränkten Nierenfunktion litten, die sich durch die Behandlung mit Aminoglykosiden noch verschlechterte. [19,20] Daher ging man zu einem neuen Schema über. Das Antibiotikum erster Wahl ist Cefotaxim, oder ein anderes Cephalosporin der dritten Generation. Die Behandlung erfolgt für fünf Tage mit einer Dosis von 2 g i.v. alle acht Stunden. Ähnlich gute Wirkung erzielen Ceftriaxon (2 g alle 24 Stunden) und eine Kombination aus Amoxicillin mit Clavulansäure (1,2 g alle 6-8 Stunden für zwei Tage).[9,19] Auch das oral verabreichbare Chinolon Ofloxacin erzielt aufgrund seiner guten Bioverfügbarkeit sehr gute Ergebnisse.[9,19,20]

Ferner konnte gezeigt werden, dass Patienten die zusätzlich zur Behandlung mit Cefotaxim noch Albumin erhielten, signifikant weniger eine Verschlechterung der Nierenfunktion entwickelten.[61] Die Albumindosis betrug am ersten Tag 1,5 g/kg KG und nach drei Tagen noch einmal 1,0 g/kg KG.[20,45,59] Durch diese Behandlung konnte die Mortalität bei den hospitalisierten Patienten signifikant reduziert werden.

Eine weitere Idee der Behandlung und gleichzeitig der Prophylaxe ist die Verwendung von Prokinetika und Probiotika. Prokinetika verkürzen durch ihre Wirkung auf die intestinale Motilität die intestinale Passagezeit. Damit verhindern sie die bakterielle Überwucherung im Darm als einen Hauptmechanismus für die Entwicklung einer BT.[9,20] Eine tierexperimentelle Studie mit dem ß-Blocker Propanolol konnte keine eindeutigen Ergebnisse nachweisen. Zwar konnte eine Verkürzung der Passage, eine Verringerung der intestinalen bakteriellen Überwucherung und somit der BT nachgewiesen werden, jedoch ging die Anzahl an Infektionen in den getesteten Gruppen nicht eindeutig zurück.[9,20,47] Ähnliches gilt für die Verwendung von Cisapride.[20,44] Allerdings kam es bei zwei der zehn Patienten die mit einem Plazebo behandelt wurden im Verlauf zu einem HWI bzw. zu einer SBP, während die mit Cisapride behandelten Patienten keinerlei Verschlechterung ihres Zustandes vorwiesen.[20,40] Probiotika, wie z.B. *Lactobacillus*, wird ein regulierender Einfluss auf die Mikroflora des Darms nachgesagt. Zudem sollen sie die intestinale Mukosabarriere stabilisieren. In einer plazebokontrollierten Studie an Ratten mit CCl_4-induzierter Leberzirrhose konnte jedoch keinerlei Unterschied in der BT-Rate zwischen den Versuchsgruppen nachgewiesen werden.[3,73] So bleibt die bisher einzig definitiv wirksame Therapie, die teure und nebenwirkungsreiche Behandlung mit Antibiotika. Diese spielen daher auch bei der Prophylaxe der SBP die wichtigste Rolle.

Besonders gefährdet für die Entwicklung einer SBP sind Patienten mit intestinalen Blutungen, Patienten mit einem Proteingehalt des Aszites von unter 1,0 g/dl und Patienten die schon einmal eine SBP erlitten haben.[20,59] Diese Patienten bedürfen einer Primär- bzw. Sekundärprophylaxe, z.B. mit Norfloxacin. Dabei handelt es sich um ein Fluorchinolon, das nur in sehr geringer Menge im Darm absorbiert wird. Die Idee dabei ist die Durchführung einer sog. selektiven Dekontaminierung des Darms, da Norfloxacin ausschließlich auf gram-negative Bakterien wirkt, die die Hauptverursacher einer SBP sind. [13] Der wesentliche limitierende Faktor einer Behandlung mit Norfloxacin ist die Entwicklung von Resistenzen. Dies wurde in einer Studie gezeigt, bei der gram-negative Bakterien aus Patienten isoliert wurden, die mit einer derartigen Prophylaxe behandelt wurden. Diese Keime waren zu 50% resistent gegen Fluorchinolone. Im Vergleich dazu waren nur 16% der Keime, die aus nicht behandelten Patienten isoliert wurden, resistent gegen Flourchinolone. [13] Trotzdem sollte eine Prophylaxe z. B. mit Norfloxacin oder Ciprofloxacin bei allen der genannten Risikogruppen durchgeführt werden. [9,20]

1.3 Einfluss des sympathischen Nervensystems (SNS) auf Immunfunktionen des sog. „Gut Associated Lymphoid Tissue" (GALT)

1.3.1 Allgemeine Definition und Mechanismus des SNS

Das SNS ist einer von drei Hauptbestandteilen des vegetativen bzw. autonomen Nervensystems. Des Weiteren zählen hierzu das parasympathische und das enterale Nervensystem. Alle drei Systeme unterliegen primär nicht der Kontrolle des Willens und des Bewusstseins. Ihre Hauptaufgabe liegt in der Aufrechterhaltung der Vitalfunktionen und des Zusammenwirkens der einzelnen Organe und Organsysteme des Körpers, wie z.B. der Verdauungs- und Stoffwechselorgane. Sympathikus und Parasympathikus wirken hierbei als sog. Gegenspieler. Seinen Ursprung hat das SNS in den Seitenhörnern der Rückenmarksegmente $C_8 - L_3$. Von dort ziehen die Nervenfasern zu den sog. Paravertebralganglien, die miteinander in Verbindung stehen und den Truncus sympathicus bzw. Grenzstrang bilden. In den Paravertebralganglien erfolgt die Umschaltung der meisten Nervenfasern auf ein zweites Neuron mittels Acetylcholin als Transmitter. Das postganglionäre Neuron überträgt seinen Impuls dann direkt auf das Zielorgan. Die Wirkung des SNS erfolgt über die Neurotransmitter Noradrenalin (NA), Neuropeptid Y (NPY) und Adenosin, welche präsynaptisch freigesetzt werden und über die $\alpha_{(1/2)}$- und $\beta_{(1-3)}$-

Adrenorezeptoren, die NPY-Rezeptoren $Y_{(1-5)}$ und die Adenosinrezeptoren $A_{(1-3)}$ der Zielorgane einen Effekt erzielen. [2,9] Das SNS bewirkt insgesamt eine Leistungssteigerung des Organismus, die sog. Ergotropie. Es versetzt den Körper in hohe Leistungsbereitschaft und bereitet ihn auf außergewöhnliche Anstrengungen vor. Daher ist das SNS in Stresssituationen, die den Körper psychisch als auch physisch beanspruchen, besonders aktiv.

Das enterale Nervensystem ist reich an sympathischen Nervenfasern. Sie innervieren hier die Submukosa und die Muskelschicht, wo sie einen stark hemmenden Einfluss auf die Motilität des Darmes haben, was wiederum mit Ursache für eine bakterielle Überwucherung sein kann. [2,9] Zusätzlich innerviert das SNS das gesamte darmassoziierte Immunsystem (GALT) und hat somit direkten Kontakt zu den mononukleären Zellen des intestinalen Immunsystems, der MLK´s und des Peritoneums, welche wiederum selbst α- und ß-Adrenorezeptoren exprimieren und somit auf Impulse des SNS reagieren. [12]

1.3.2 Einfluss des SNS auf die intestinale Mikroflora

Wie unter Punkt 1.1.2.1 bereits erwähnt, ist der Darm sehr reich mit Bakterien besiedelt, wobei die Bakteriendichte vom Dünndarm zum Dickdarm sehr stark zunimmt. [74] Die dominanten Gruppen sind *Bacteroidales, Bifidobacterium, Enterobacteriaceae, Clostridiales* und *Lactobacillales*. Über 90 % der bakteriellen Flora im Darm besteht aus obligaten Anaerobiern. Beim Gesunden machen *E. coli* und andere *Enterobacteriaceae* nur einen geringen Anteil der Darmflora aus. [11]
Aufgrund einer aktuellen Studie von Frank DN *et al.* bei der molekulare Analysen der 16s ribosomalen DNA von Darmbakterien durchgeführt wurden, ist davon auszugehen, dass die Darmflora des gesunden Menschen aus etwa 1800 verschiedenen Genera mit bis zu 36000 Spezies besteht. [15] Sie leistet einen wichtigen Beitrag für eine Vielzahl von Funktionen und Abläufen im gesunden menschlichen Körper. Sie spielt von Geburt an eine wichtige Rolle in der Entwicklung und Modulation des Immunsystems, da sie die ersten Bakterien stellt, mit der ein Neugeborenes in Kontakt tritt. [41] Desweiteren unterstützt sie den Darm bei der Verdauung und Aufnahme von Kohlenhydraten, aber auch schwerverdaulichen Stoffen wie Zellulose. [28,75] Diese positiven Eigenschaften überwiegen allerdings nur,

wenn sich die Dichte der Bakterien im Darm innerhalb des Referenzbereichs unter 1.1.2.1 bewegt.

Eine durch das SNS verursachte adrenerge Aktivierung, wie sie durch Stressreaktionen bei schwerer körperlicher Erkrankung vorkommt, hat einen direkten Einfluss auf das Gleichgewicht der intestinalen Mikroflora. Es konnte gezeigt werden, dass Katecholamine, insbesondere Noradrenalin, einen direkten Einfluss auf das Wachstum von gram-negativen Keimen, u.a. *Yersinia enterocolitica, Pseudomonas aeruginosa* und ganz besonders *E. coli,* haben.[39] Dies wird durch die von *E. coli* exprimierten adrenergen Rezeptoren sowie durch die adrenerg-stimulierte Bildung von Enterobactin, einem Eisentransporter vermittelt welcher dem Bakterium ermöglicht die geringe Bioverfügbarkeit des Eisens auszugleichen und dieses somit für Wachstum und Vermehrung zur Verfügung zu haben.

Wie schon erwähnt hat das SNS über eine ß-adrenerge Stimulation zudem eine verzögernde Wirkung auf die intestinale Motilität und somit auf die Transitzeit. Die längere Verweildauer eines Bolus im Darm begünstigt die bakterielle Überwucherung gram-negativer Keime auch hier insbesondere von *E. coli.*[2,9]

1.3.3 Einfluss des SNS auf die intestinale Permeabilität

In dem Verfahren der sog. Voltage-Clamp-Ussing Technik, bei dem das gastrointestinale Epithel zwischen zwei unterschiedlich angereicherten Elektroden aufgespannt wird, können anhand der beobachteten Osmose zwei wesentliche Aufgaben des Epithels getestet werden. Zum einen die transepitheliale Transportfunktion in resorptiver oder sekretorischer Richtung und zum anderen die Barrierefunktion zwischen innerem und äußerem Millieu. Die auftretende Osmose wird anhand transepithelialer Spannungsdifferenzen festgestellt. Der Vorteil dieser sog. Ussing-Kammer ist, dass verschiedene sekretionssteigernde aber auch – hemmende Substanzen beigefügt werden können. Mittels dieser Versuchsmethode konnte an Peyer Plaques aus Schweinedärmen gezeigt werden, dass Noradrenalin die intestinale Permeabilität steigert und somit die Aufnahme von enteropathogenen Keimen begünstigt.[23] In einer weiteren Studie wurde Evans-Blau in Jejunumschlingen von Ratten injiziert und diese anschließend spektrophotometrisch untersucht. Dabei stellte sich heraus, dass die Aktivierung von $ß_2$-Rezeptoren durch Noradrenalin die parazelluläre Permeation von Evans-Blau signifikant erhöhte.[34]

1.3.4 Einfluss des SNS auf die angeborene Immunität

Die Zellen, die dem angeborenen Immunsystem zugerechnet werden, wie natürliche Killerzellen (NK), neutrophile Granulozyten und Makrophagen, exprimieren ß$_2$-adrenerge und α-adrenerge Rezeptoren und können dadurch mit Noradrenalin interagieren. Diese Interaktion führt zu einer Hemmung der Aktivität der mononukleären Zellen, im wesentlichen vermittelt durch den intrazellulären Anstieg von cAMP. [50,57] Zudem konnte gezeigt werden, dass Noradrenalin einen großen Einfluss auf die Chemotaxis von Monozyten und Makrophagen hat. So hat Noradrenalin in physiologischer Menge einen durchaus positiven Effekt auf die Migration von MNC´s. Wird diese physiologische Dosis allerdings überschritten, wie es bei einer Überaktivität des SNS der Fall ist, so schlägt dieser Effekt in das Gegenteil um und die Migration der MNC´s wird potent gehemmt. [67] Im Gegensatz dazu hat eine Sympathektomie durchaus positive Effekte auf das angeborene Immunsystem. So konnte bei Mäusen, die zuvor mit *Listeria monocytogenes* infiziert wurden, gezeigt werden, dass es bei sympathektomierten Tieren zu einer vermehrten Einwanderung von NK´s, Makrophagen und neutrophilen Granulozyten in das Peritoneum und andere Gewebe kam. [51] Im selben Versuch konnte zusätzlich nachgewiesen werden, dass am dritten Tag nach der Infektion die bakterielle Belastung in den sympathektomierten Tieren im Vergleich zu den Kontrolltieren deutlich nachließ. Dies gilt insbesondere für die Milz. [49,51]

Nicht nur die Einwanderung von Fresszellen des Immunsystems, also die Chemotaxis, wird durch eine Blockade des Sympathikus verbessert, sondern auch deren Hauptaufgabe, die Phagozytose. Diese lässt sich durch die Blockade ihrer β-Adrenozeptoren deutlich verbessern. Dies konnte in einem Versuch gezeigt werden, bei dem der β-Blocker Propanolol zum Einsatz kam. Bei sämtlichen phagozytierenden Zellen, neutrophilen und eosinophilen Granulozyten, Monozyten und Makrophagen konnte eine Steigerung der Phagozytose nachgewiesen werden, nachdem die Versuchsratten mit Propanolol behandelt worden waren. [60] In einer weiteren Studie konnte gezeigt werden, dass eine β-adrenerge Stimulation von NK-Zellen deren Zytokin-Produktion moduliert. Dies wurde im Speziellen für die Produktion von Tumornekrosefaktor (TNF) festgestellt. Bei Monozyten, die mit dem β-Adrenozeptor-Agonisten Isoproterenol behandelt wurden, kam es zu einer

Unterbrechung der Anreicherung von für TNF kodierender mRNA und wurde die Freisetzung des Zytokins verhindert. Dies beweist, dass eine weitere entscheidende Komponente des Immunsystems zur Bekämpfung von gramnegativen Keimen durch einen überaktiven Sympathikus unterdrückt wird.[30,63] Zusammenfassend legen diese Ergebnisse nahe, dass eine Überaktivität des SNS mit einer verminderten intestinalen Abwehr gegenüber luminalen Bakterien verbunden zu sein scheint.

2. Zielsetzung

Der Zustand von Patienten mit Leberzirrhose ist durch eine hohe Anfälligkeit für Infektionen gekennzeichnet. Diese Infektanfälligkeit steht im Zusammenhang mit einer stark verminderten Immunfunktion. Zum einen, da die Leber nicht mehr in der Lage ist ihrer Filterfunktion nachzukommen, und zum anderen da die Synthesefunktion der Leber nur noch eingeschränkt möglich ist. Das bedeutet, dass dem Immunsystem die wichtigen Akute-Phase-Proteine und Komplementfaktoren fehlen. Aber auch die Nebenwirkungen eines überaktiven SNS auf die angeborene Abwehr des Körpers werden immer wieder diskutiert. Daneben begünstigt ein überaktives SNS auch die BT von Darmbakterien in das Peritoneum, in dem es die Permeabilität der Darmmukosa erhöht. [23,34] Zudem hat es einen modulierenden Effekt auf die intestinale Mikroflora. [2,9,39]

Wie bereits in anderen Studien belegt werden konnte, scheint das SNS einen besonderen Einfluss auf die Leistung des Immunsystems zu haben. So konnten Rice *et al.* und Straub *et al.* belegen, dass sich eine Ablation des Sympathikus bei einer Infektion von gesunden Mäusen mit gram-negativen Keimen derart positiv auf die Abwehrmechanismen der Tiere auszuwirken scheint, dass sich die systemische Ausbreitung der Bakterien signifikant reduzierte. [49,69]

Gezielte Untersuchungen zur Rolle des SNS in der Entwicklung einer SBP bei Leberzirrhose lagen bisher nicht vor. Unter Berücksichtigung der Tatsache, dass die SBP in über 60% der Fälle durch gram-negative Keime verursacht wird [20,54,74], wurden folgende Fragestellungen bezüglich der Rolle der SNS-Hyperaktivität bei experimenteller Leberzirrhose definiert.

Am Modell der *E. coli* induzierten Peritonitis sollen geklärt werden:

1. Kann durch eine splanchnikusspezifische Sympathektomie die Translokation von *E. coli* in MLK und die systemische Streuung verhindert werden?

2. Kann durch eine splanchnikusspezifische Sympathektomie eine vermehrte Einwanderung von PMN, als Zeichen einer gesteigerten Chemotaxis erreicht werden?

3. Material und Methoden

3.1 Benötigte Materialien

Konzentrationsbestimmung des Keimes:
- Plastibrand Einmalküvetten 1,5 ml, Firma Brand
- UV/Vis Spectometer Lambda 2, Firma Perkin Elmer
- Phosphate Buffer Saline (PBS)

Narkose:
- OP-Cocktail:
    3,0 ml Medetomidin (Domitor), 4,0 ml Midazolam (Dormicum), 2,0 ml Fentanyl, 1,0 ml NaCl
- Aufwachcocktail:
    0,3 ml Antisedan, 8,0 ml Anexate, 0,3 ml Temgesic

Resektion:
- autoklaviertes Besteck bestehend aus Klemmen, Schere, stumpfe und spitze Pinzette, chirurgische Pinzette
- steriles Foliodrape, Firma Hartmann
- sterile Kompressen (10x10 cm), Firma Hartmann
- autoklavierte Wattestäbchen
- Peha-syntec sterile Handschuhe, Firma Hartmann

Desinfektion:
- 70 %iges Ethanol
- Povidon-Iod (Braunol), Firma Brand

Aufbewahrung von gewonnenem Material:
- Eppendorf Cups steril und unsteril 1,5 ml, Firma Eppendorf
- Falcon-Röhrchen 50ml, Firma Becton Dickinson Labware
- Tissue-Tek, Firma Sakura:
    11% Polyvinyl-Alkohol, <5% Carbowax, 85% nichtreaktive Substanz

Material und Methoden

Histologische Organanalyse:
- SuperFrost; Menzel-Gläser
- 4`6-Diamidino-2-Phenylindolehydrochlorid (Sigma)

Antikoagulation:
- Heparin-Natrium 5000 IE, Firma Ratiopharm, verdünnt mit NaCl 0,9% auf 500 IE/100µl
- Di-Natrium EDTA 1,107%, Firma Delta Select

Agar-Nährböden:
Die Zubereitung der Agarböden erfolgte durch das Institut für medizinische Mikrobiologie und Hygiene der Universität Regensburg.

- McConkey-Agar:
    17,0 g/l Pepton aus Casein; 3,0 g/l Pepton aus Fleisch;
    5,0 g/l NaCl; 10,0 g/l Lactose; 1,5 g/l Gallensalze;
    0,03 g/l Neutralrot; 0,001 g/l Kristallviolett;
    13,5 g/l Agar-Agar
    Keimspektrum: *Escherichia coli, Salmonella, Shigella, Enterobacter, Klebsiella, Enterokokken, Staphylokokken*

- Columbia-Agar mit Frischblutzusatz.
    23,0 g/l Spezial-Nährsubstrat; 1,0 g/l Stärke;
    5,0 g/l NaCl; 13,0 g/l Agar-Agar;
    5,0 ml Schafsblut in 95,0 ml Basislösung homogen eingemischt

    Keimspektrum: *Escherichia coli, Staphylokokken, Streptokokken, Enterokokken*

- Müller-Hinton-Nährböden:
    2,0 g/l getrocknete Infusion aus 300g Rindfleisch;
    17,5 g/l Caseinhydrolysat; 1,5 g/l Stärke;
    17,0 g/l Agar

Keimspektrum: *Escherichia coli, Pseudomonas aeruginosa,* Staphylokokken, Enterokokken

Kultureller Bakteriennachweis:
- Plus Aerobic/F* Kulturfläschchen, Firma BD Bactec
- Plus Anaerobic/F* Kulturfläschchen, Firma BD Bactec

Allgemein benötigte Materialien und Apparate:
- Isotone Kochsalzlösung 0,9% NaCl, Firma Braun
- Eppendorf-Tischzentril 5415 D, Firma Eppendorf
- Heraeus Megafuge 1,0 R, Firma Sepatech
- Eppendorf-Research Pipetten, Firma Eppendorf
- Certomat R, Firma B. Braun Biotech International
- Falcon- Röhrchen 15 ml, Firma Becton Dickinson Labware
- Phosphatpuffer (PBS)
- Ampicillinhaltige LBo- Nährlösung

3.2 Tiermodell der Lebezirrhose

Die vorliegenden Versuche wurden an männlichen CD-Ratten (CD-Sigma, Charles River, Niederlassung Sulzfeld, BRD) durchgeführt. Zur Induktion einer Leberzirrhose wurde ein Verfahren gewählt, welches keine toxischen Effekte auf die gastrointestinale Mukosa und/oder das Peritoneum hat. Aus diesem Grund wurde eine inhalative Instillation von Tertrachlorkohlenstoff (CCl_4, Sigma Aldrich), wie sie in unserer und anderen Arbeitsgruppen bereits intensiv eingesetzt wurde, durchgeführt.[17,56] Dabei werden die Versuchstiere mit einem Ausgangsgewicht von 50-80 g einer Inhalationsbehandlung unterzogen, die von der ersten bis zur achten Woche dreimal pro Woche vorgenommen wird und schließlich auf eine tägliche Applikation gesteigert wird. Die Expositionszeit beträgt dabei initial zwischen zwei und im Verlauf bis zu fünf Minuten. Dadurch wird nach ca. 12-16 Wochen eine Leberzirrhose ausgelöst. Die Verstoffwechselung von CCl_4 erfolgt in der Leber über das CYP 450 System. Hierbei wird ein Chlormolekül abgespalten und es entsteht ein

Molekül CCl$_3$, welches als toxisches Radikal hepatozellulär schädigend wirkt. Da die Entgiftungsfunktion der Rattenleber stark ist, wurden die Versuchstiere bereits vor Beginn der Inhalationsbehandlung mit phenobarbitalhaltigem Trinkwasser (0,35g/Liter) versorgt, welches zur Induktion des CYP 450 Sytems führt und somit eine schnellere Verstoffwechselung von CCl$_4$ zur Folge hat. Durch die dadurch schneller erfolgende Ansammlung von Radikalen wird die Entgiftungskapazität der Rattenleber um ein vielfaches überschritten und somit die gewebeschädigende Wirkung vergrößert.

3.3 Gruppeneinteilung der Versuchstiere

Die Gruppeneinteilung der Versuchstiere erfolgte anhand der zwei entscheidenden Merkmale Leberzirrhose und Sympathektomie. Zusätzlich wurde auf gleiches Alter und Gewicht geachtet. Die Versuchsgruppe A wurde durch 10 komplett gesunde Tiere gebildet und diente als Kontrollgruppe im Vergleich zu den übrigen Tiergruppen. Die Versuchsgruppe B bestand aus 10 gesunden Tieren, bei denen eine splanchnikusspezifische Sympathektomie durchgeführt wurde. Das Trinkwasser der Tiere der Gruppe A und B wurde ebenfalls, wie das der Tiere, die mit CCl$_4$ begast wurden, mit Phenobarbital versetzt. Zur Versuchsgruppe C zählten 11 Tiere mit Leberzirrhose. Die Versuchsgruppe D bestand aus 10 Tieren, die eine Leberzirrhose entwickelt hatten und an denen eine splanchnische Sympathektomie durchgeführt wurde. Davon verstarb ein Tier bevor es in die Auswertung eingehen konnte.
Bei der Durchführung der Versuche wurde streng auf die Einhaltung der Richtlinien zum tierexperimentellen Arbeiten nach dem Tierschutzgesetz (TierSchG) geachtet.

3.4 Die splanchnikusspezifische Sympathektomie

Da es das Ziel des Versuches war, die spezielle Rolle des SNS im Splanchnikusgebiet herauszuarbeiten, musste eine chemische Methode entwickelt werden, die exklusiv das SNS in diesem Gebiet ausschaltet. Dies ist wichtig, um einen Einfluss extraintestinaler und -peritonealer sympathischer Nervenfasern auf die Ergebnisse ausschließen zu können. Um dies zu erreichen, verwendeten wir eine an Saporin gebundene Anti-Dopamin-ß-Hydroxylase (Anti-DBH, Cat-Nr. IT-03, Advanced Targeting Systems, San Diego, CA, USA), was eine spezifische

Sympathektomie im Splanchnikusgebiet ermöglicht. Dieses Immunotoxin bindet an DBH, ein Enzym das die Konversion von Dopamin zu Noradrenalin katalysiert und daher in adrenergen Neuronen vorkommt. Gebunden an das Enzym gelangt das Toxin mittels Endozytose retrograd über das Axon zu dessen Nukleus, wo das Saporin freigesetzt wird. [29,76] Saporin gehört zu den sog. pflanzlichen Ribosome-inactivating-Proteins (RIP) und besitzt die Fähigkeit die Proteinbiosynthese tierischer Zellen zu inaktivieren. [65] Dies erfolgt durch Abspaltung von Adenin aus der ribosomalen 28S-rRNA. Durch diese Störung wird der Stoffwechsel der Zelle unterbrochen und die Zelle stirbt ab. [66] Die Verabreichung erfolgte in Form einer einmaligen Injektion von 5,0 µg Anti-DBH-SAP in sterilem NaCl (3,0 ml) in das Peritoneum der Tiere der Gruppe D, sobald sich erste Anzeichen von Aszites als Zeichen einer fortgeschrittenen, irreversiblen Leberzirrhose zeigten. Die gesunden Tiere der Gruppe B wurden Alters abgestimmt parallel injiziert. Dies musste 3 bis 4 Wochen vor Beginn der Versuche stattfinden, um eine komplette Ausschaltung des SNS zu garantieren. Den gesunden Kontrolltieren der Gruppe A und den Kontrolltieren mit Leberzirrhose der Gruppe C wurde als Kontrolle steriles NaCl (3,0 ml) zum selben Zeitpunkt i. p. injiziert.

In Vorversuchen wurde die Effektivität der Sympathektomie ausschließlich im Splanchnikusgebiet anhand von immunohistologischen Analysen der Milz und des Jejunums als Vertreter des Splanchnikusgebietes und des Herzens als Vertreter der extraintestinalen Seite verifiziert. (Abb. 1)

Material und Methoden

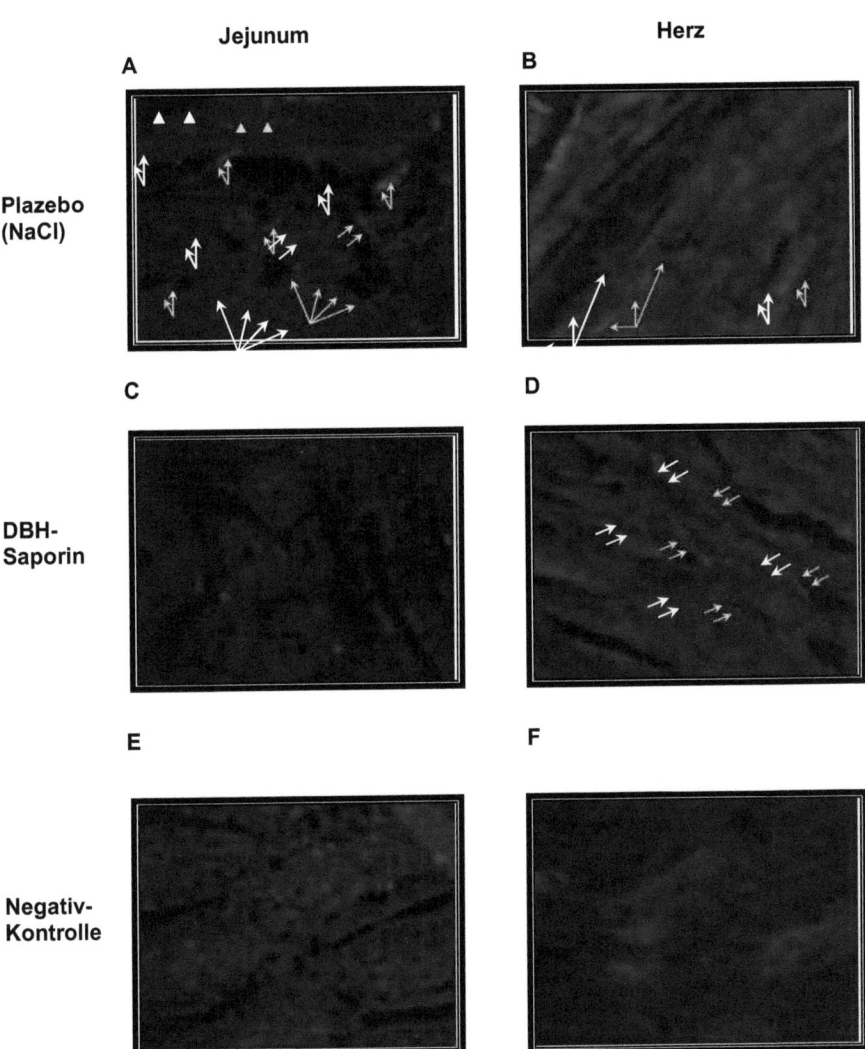

Abb. 1: Repräsentative Immunshistochemie von Tyrosin-Hydroxylase-positiven Nervenfasern des sympathischen Systems aus Jejunum und Herz von zirrhotischen Ratten unter 40-facher Vergrößerung.
(A) Jejunum ohne SE (B) Herz ohne SE
(C) Jejunum nach SE (D) Herz nach SE
(E) Negativkontrolle des Jejunums (F) Negativkontrolle des Herzens
Im Vergleich zu den mit NaCl behandelten Tieren, kann durch die chemische Sympathektomie eine komplette Auflösung sympathischer Nervenfasern im Jejunum erreicht werden. Dagegen sind die sympathischen Nervenfasern des Herzens in beiden Fällen nicht betroffen. Die Pfeile (→) markieren sympathische Nervenfasern

3.5 Anzüchtung einer definierten Menge *Escherichia coli*

Der im Tiermodell zur Verwendung kommende Keim wurde vom Institut für Medizinische Mikrobiologie und Hygiene der Universität Regensburg zur Verfügung gestellt. Dabei handelt es sich um einen *Escherichia coli Wildtyp* aus dem Kolon einer CD-Ratte, dem ein Plasmid beigefügt wurde, das ein *GFP*-Gen (pUC-*GFP*) trägt und der somit ein Protein herstellt, das bei Tageslicht grün flouresziert. Dieser Effekt verstärkt sich unter UV-Licht. Dies dient der leichteren Identifizierung des Keimes. Zusätzlich enthält dieses Plasmid eine Ampicillinresistenz, was eine selektive Anzüchtung des Keimes in mit Ampicillin versetzter LBs-Lösung erleichtert. [58] Die Aufbewahrung der Bakterien erfolgte mittels Cryo-Sytem bei -20°C. Bei Bedarf wurde aus einem der Cryo-Röhrchen ein mit *Escherichia coli* behaftetes Körnchen entnommen, zusammen mit 5,0 ml ampicillinhaltiger LBs-Lösung in ein 20 ml Falcon-Röhrchen gefüllt und bei 37°C unter ständigem Schütteln für 24 Stunden inkubiert. Die so entstandene Keimsuspension wurde bei 4°C und 4500 Umdrehungen pro Minute für 15 Minuten zentrifugiert. Danach wurde der Überstand abgegossen und der im Röhrchenboden befindliche Keimkuchen mit 5,0 ml Phosphatpuffer (PBS) gewaschen. Diese Lösung wurde ebenfalls bei 4°C und 4500 Umdrehungen pro Minute für 15 Minuten zentrifugiert. Dieser Schritt wurde dreimal wiederholt, wobei die letzte Waschung mit sterilem NaCl durchgeführt wurde. Die Ermittlung der benötigten Keimkonzentration von 10^6 CFU/ml erfolgte durch das in der Mikrobiologie weit verbreitete Standardverfahren der Photometrie. Zum Einsatz kam hierbei das Gerät UV/Vis Spectometer Lambda 2 der Firma Perkin Elmer und Plastibrand Einmalküvetten 1,5 ml der Firma Brand.

Zunächst wurde nach der letzten Zentrifugation der Keimkuchen mit 5,0 ml sterilem NaCl aufgefüllt und vermischt. Nun wurden 1,0 ml dieser Suspension entnommen und die Translokation im Photometer bei einer Lichtwellenlänge von 620 nm gemessen. Ein Translokationswert von 1,0 entspricht einer Keimkonzentration von 10^9 CFU/ml. Das bedeutet, dass die erwünschte Zielkonzentration von 10^6 CFU/ml bei einem Translokationswert von 0,001 vorliegt. Um diesen Wert möglichst exakt zu erhalten, muss der Wert der Ausgangssuspension mittels Dreisatz so umgerechnet werden, dass man das genaue Volumen erhält, welches man aus der

Ausgangssuspension entnehmen muss, um bei Vermischung mit 1,0 ml sterilem NaCl einen Translokationswert von 0,001 zu erhalten. Die so erhaltene Menge von 10^6 CFU/ml NaCl wurde mit zusätzlichem sterilen NaCl auf 3,0 ml aufgefüllt und so den narkotisierten Ratten direkt in das Peritoneum injiziert.

3.6 Feststellung der für den Hauptversuch geeigneten Menge von E. coli

Die Vorversuche zur Feststellung der am besten geeigneten Menge an *E. coli* fand unter den selben sterilen Voraussetzungen wie die späteren Hauptversuche statt. Ziel dieser Vorversuche war es, die Menge an *E. coli* herauszuarbeiten, bei der es im gesunden Tier zu keiner bzw. nur minimaler systemischer Streuung des Bakteriums kommt. Um eine möglichst genaue Vergleichbarkeit mit dem Hauptversuch gewährleisten zu können, wurde hier der selbe *E. coli* verwendet. Für die Vorversuche wurden 15 ausschließlich gesunde Kontrolltiere verwendet. Das Anzüchten des Keims erfolgte wie unter 3.5 beschrieben. Die ersten drei Tiere wurden mit *E. coli* in absteigender Konzentration infiziert. Die Abnahme erfolgte in Zehnerschritten. Das erste Tier bekam 10^9 CFU/ml injiziert, das zweite 10^8 CFU/ml und das dritte 10^7 CFU/ml. Das weitere Vorgehen erfolgte streng nach Protokoll (siehe auch 4.). Nach einer Inkubationszeit von sechs Stunden erfolgte die Organentnahme. Allerdings wurde auf die Quantifizierung von Blut und das Anlegen von Blutkulturen verzichtet. Es wurden lediglich Agarböden angelegt, auf denen 200 µl Homogenisat von MLK´s, Leber, Milz und Lunge ausgestrichen wurden (siehe auch 4.3.). Diese Agarböden wurden 48 Stunden bei 37° C inkubiert und anschließend die wachsenden Bakterienkolonien beurteilt. Bei allen drei Tieren konnte ein massives Wachstum von *E. coli* auf allen Agarböden nachgewiesen werden. Allerdings war eine Abnahme der Streuung mit abnehmender Konzentration des verabreichten Keims festzustellen. Um diesen Trend zu bestätigen, wurde eines der nächsten drei Tiere wieder mit 10^7 CFU/ml infiziert, die anderen zwei mit 10^6 CFU/ml. Bei der Auswertung der Tiere konnte festgestellt werden, dass es bei einer verabreichten Menge von 10^6 CFU/ml nur noch zu einem minimalen Wachstum von *E. coli* auf den inkubierten Agarböden gekommen war. Um dies zu belegen, wurden insgesamt neun weitere Ratten mit dieser Konzentration an *E. coli* infiziert. Dabei konnte bestätigt werden, dass bei keinem der Tiere eine systemische Streuung auftrat. Somit stand die optimale Menge an *E. coli* für die Hauptversuche bei 10^6 CFU/ml fest.

3.7 Statistische Analyse

Die ermittelten Ergebnisse werden als Mittelwert ±SE angeben. Die statistische Analyse wurde mittels ungepaartem Test nach Mann-Whitney durchgeführt (mit SPSS Version 13.0). Das statistische Signifikanzniveau betrug $p<0{,}05$.

4. Tierexperimentelle Arbeiten

4.1. Inokulation von *E. coli* intraperitoneal in vivo

Das folgende Vorgehen erfolgte unter sterilen Bedingungen, d.h. an einer mit sterilem Foliodrape (Firma Hartmann) abgedeckten Arbeitsfläche und sterilen Utensilien (siehe 3.1). Zunächst wurden die Versuchstiere mittels eines OP-Cocktails (Zusammenstellung: 3,0 ml Medetomidin (Domitor), 4,0 ml Midazolam (Dormicum), 2,0 ml Fentanyl, 1,0 ml NaCl) in eine leichte Narkose versetzt. Die Dosis betrug hier bei allen Tieren lediglich 0,2 ml intramuskulär. Danach wurde den Tieren der komplette Bauch mit einem Einmalrasierer rasiert und die benötigte Dosis von 10^6 CFU/ml *E. coli* (siehe 3.6) in 3,0 ml sterilem NaCl in das Peritoneum injiziert um eine bakterielle Peritonitis zu provozieren. Damit die Tiere schneller aus ihrer Narkose erwachten, wurde ihnen 0,2 ml Aufwachcocktail (Zusammenstellung: 0,3 ml Antisedan, 8,0 ml Anexate, 0,3 ml Temgesic) ebenfalls intramuskulär verabreicht. Danach erfolgte eine sechsstündige Inkubationszeit, damit der Keim sich ausbreiten bzw. das Immunsystem der Ratte sich mit dem Bakterium auseinandersetzen konnte.

4.2 Quantifizierung der Aszitesmenge

Sechs Stunden post-injektionem wurden die Tiere erneut nakotisiert. Nun wurde den Ratten der rasierte Bauch mit 70%igem Ethanol desinfiziert und sie wurden mittels Klebestreifen auf einem Plastiktablett fixiert (Abb.2) Eine weitere Desinfektion erfolgte mit Braunol (Povidon-Iod, Firma Brand). Im ersten Schritt wurde die Haut am Bauch V-förmig nach kranial abgezogen und dort mit einer Klemme festgemacht. Die freiliegende Körperfaszie wurde nochmals mit Braunol desinfiziert (Abb. 3). Danach erfolgte bei den Tieren mit Leberzirrhose die sterile Punktion der Bauchhöhle (Abb. 4). Dabei wurde die Gesamtmenge an Aszites entnommen und quantifiziert. Ein Teil des gewonnenen Aszites (Minimum 1,0 ml) wurde je in einen sterilen und einen unsterilen Eppendorfcup (1,5 ml, Firma Eppendorf) gefüllt und zur weiteren Verarbeitung bei -80°C eingefroren. Ein weiterer Teil (ca. 1,0 ml) wurde in EDTA-beschichtete Blutbildröhrchen gefüllt und zur Blutbild- bzw. Differentialblutbildanalyse verwendet. Der Rest des Aszites wurde zur Beimpfung von Blutkulturflaschen (anaerob und aerob) benutzt (Analyse siehe allgemeine Auswertung).

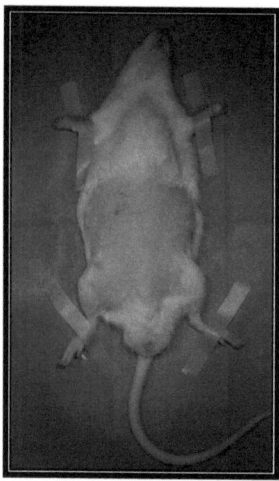

Abb. 2: fixierte, narkotisierte Ratte

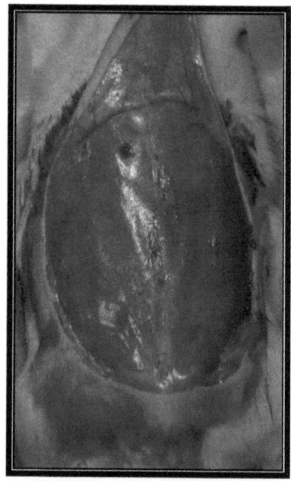

Abb. 3: eröffnete Körperfaszie

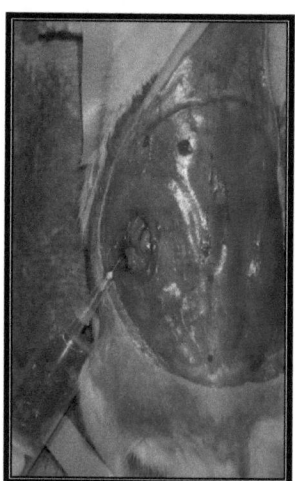

Abb. 4: Punktion der Bauchhöhle zur Aszitesgewinnung

4.3 Entnahme der MLK, Milz, Leber und Lunge, Punktion der Aorta

Die endgültige Eröffnung des Bauchraumes erfolgte wiederum durch einen V-Schnitt, mit anschließender Fixierung des Muskellappens am Kopfende des Tieres. (Abb. 5) Der erste Schritt der Präparation der Bauchhöhlenorgane war die Freilegung und Entnahme der mesenterialen Lymphknoten (MLK), um eine Kontamination mit Blut zu vermeiden. (Abb. 6 und 7). Der Lymphknotenstrang wurde steril disseziert, entnommen, gewogen und mit einer aliquotierten Menge NaCl 0,9% (pro 0,1 g Gewicht 1,0 ml NaCl) mit einem Stößel in einem Homogenisierungskolben (Abb. 8) zu einer Suspension verrührt. Von diesem Homogenisat wurden je 200 µl auf die bereitgestellten Nährböden vom Typ Blutagar, McConkey und Müller-Hinton ausgestrichen. Diese Nährböden wurden für 48 Stunden bei 37° C inkubiert und jegliches Keimwachstum durch Auszählen von Kolonien beurteilt. Das restliche Homogenisat wurde bis zur weiteren Verarbeitung auf Eis zwischengelagert.

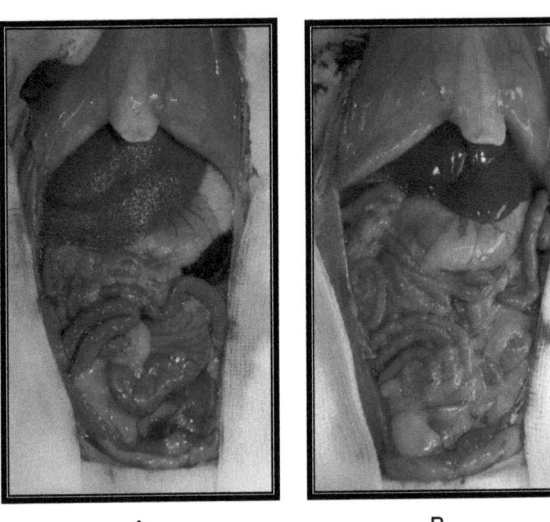

A   B

Abb. 5: Eröffneter Bauchraum einer zirrhotischen (A) und einer Kontollratte (B)

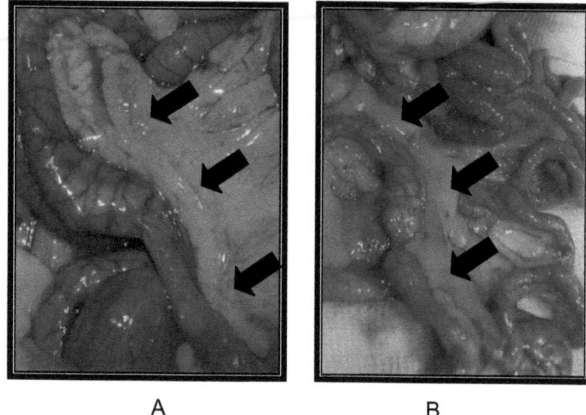

Abb. 6: MLK-Strang einer zirrhotischen Ratte (A) und einer Kontrollratte (B)

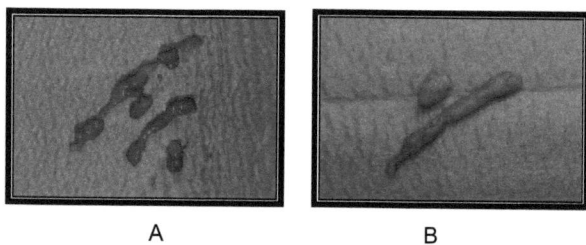

Abb. 7: Entnommene MLK einer zirrhotischen Ratte (A) und einer Kontrollratte (B)

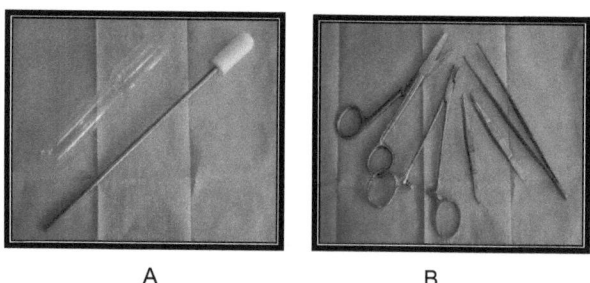

Abb. 8: Homogenisierungskolben und Stößel (A) und Resektionsbesteck (B)

Als zweiter Schritt erfolgte die Punktion der Aorta wenige Milimeter unterhalb der Arteria mesenterica superior (Abb. 9). Hierbei wurde versucht möglichst das gesamte

Blut im arteriellen System des Versuchtieres abzuziehen (meist ca. 10 ml). Um eine vorzeitige Gerinnung zu vermeiden, wurden dem Blut 500 IE Heparin-Natrium und 100 µl Di-Natrium EDTA 1.107 % zugefügt. Das gewonnene Blut wurde ebenfalls zur Beimpfung von aeroben sowie anaeroben Blutkulturflaschen verwendet (ca. 2,0 ml pro Flasche). Die übrige Menge Blut und MLK-Homogenisat wurde in sterile Eppendorfcups (1,5 ml, Firma Eppendorf) gefüllt und bei 2600 Umdrehungen für 10 Minuten in einer Tischzentrifuge (Eppendorf-Tischzentril, Firma Eppendorf) zentrifugiert. Der so entstandene Überstand wurde wiederum in je einen sterilen und einen unsterilen Eppendorfcup (1,5 ml, Firma Eppendorf) eingefüllt und zur weiteren Verarbeitung bei -80° C eingefroren.

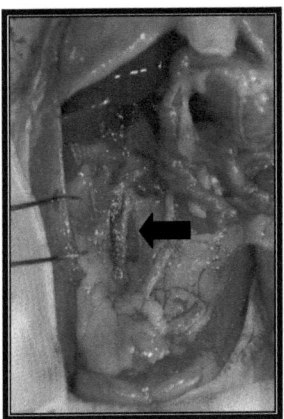

Abb. 9: Dissezierte Aorta einer Kontrollratte (direkt daneben Vena cava)

Zuletzt erfolgte die Entnahme von Leber, Milz und Lunge. (Abb. 10, 11 und 12) Diese Organe wurden im Ganzen gewogen und das Gewicht zur späteren Auswertung notiert. Danach wurde von jedem der Organe ein Stück entnommen, erneut gewogen und wie die MLK mit einer aliquotierten Menge NaCl homogenisiert. Von der entstanden Suspension wurden ebenfalls je 200 µl auf den Nährböden ausgestrichen und bei 37°C für 48 Stunden inkubiert.

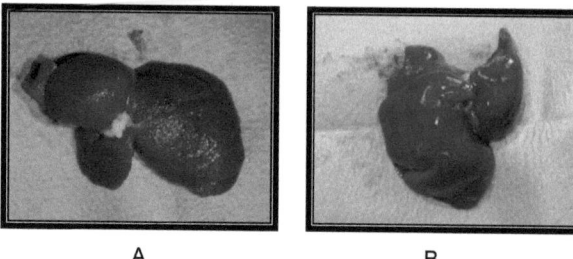

Abb. 10: Leber einer zirrhotischen Ratte (A) und einer Kontrollratte (B)
Deutlich sind die fibrotischen Umbauten des Leberparenchyms durch die fortgeschrittene Zirrhose zu erkennen.

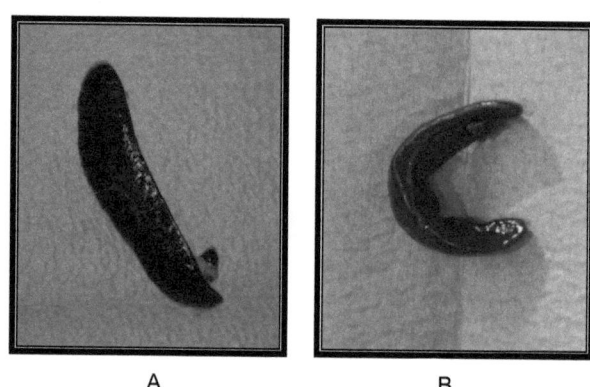

Abb. 11: Milz einer zirrhotischen Ratte (A) und einer Kontrollratte (B)
Hier ist die deutliche Splenomegalie bei Zirrhose zu erkennen.

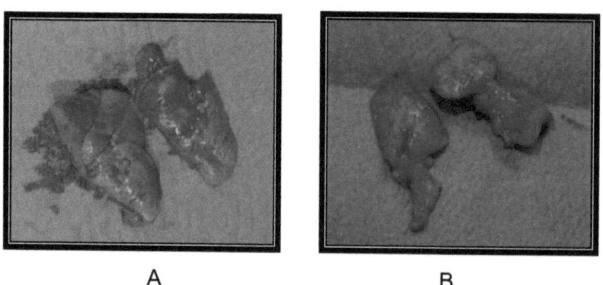

Abb. 12: Lunge einer zirrhotischen Ratte (A) und einer Kontrollratte (B)
Keine durch die Zirrhose verursachten Veränderungen erkennbar.

4.4. Mikrobiologische Beurteilung bakterieller Streuung

Die nach 48 Stunden auf den jeweiligen Nährböden gewachsenen Bakterienkolonien wurden ausgezählt und ihre Anzahl notiert. Die ausgezählte Anzahl an Kolonien wurde auf das jeweilige Gesamtgewicht des entsprechenden Organs bezogen. Um eine einheitliche Auswertung garantieren zu können, wurde das Wachstum letztendlich auf ein Gramm Organgewicht umgerechnet und als CFU/g angegeben. Die Weiterbehandlung der mit Blut und Aszites beimpften Kulturfläschchen erfolgte, wie bereits erwähnt, durch das Institut für Medizinische Mikrobiologie und Hygiene der Universität Regensburg durch das sog. BacTec-System.

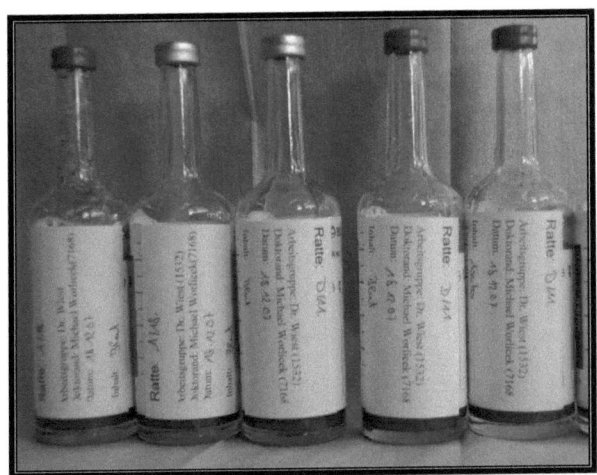

Abb. 13: beimpfte Kulturflaschen

Der Nachweis des bakteriellen Wachstums erfolgt hierbei mittels Floureszenzsignalmessung. Die BacTec-Blutkulturmedien enthalten Nährstoffe, die von im Probematerial enthaltenen Mikroorganismen in CO_2 umgesetzt werden. Außerdem befindet sich am Boden der Fläschchen ein Sensor, welcher Floureszenzfarbstoff enthält. Dieser Farbstoff reagiert auf die Anwesenheit von CO_2. Das BacTec-Gerätesytem hält eine Bebrütungstemperatur von ca. 35°C und führt alle 10 Minuten eine Floureszenzmessung in einer bestimmten Wellenlänge durch. Dadurch wird eine etwaige CO_2-Produktion ermittelt.

Die Bebrütung dauert bis zu sieben Tage und findet unter ständigem Schütteln statt, um eine möglichst gute Keimausbeute zu erhalten. Fällt eine Blutkultur positiv aus, so wird aus ihr ca. 0,5 ml Inhalt steril entnommen und in ein Röhrchen mit Einimpfbouillon gegeben. Mit dieser Bouillon werden danach Kochblut-, Frischblut- und McConkey-Agarplatten beimpft. Zudem wird jeweils ein mikroskopisches Präparat hergestellt, das eine Gramfärbung erhält. Zuletzt erfolgen Empfindlichkeitsprüfungen mittels Agardiffusionstest um die enthaltenen Keime typisieren zu können. Bei der Auswertung der Blutkulturen wurde jeder Nachweis von *Escherichia coli* als systemische Aussaat gewertet.

4.5 Blutbildanalyse im Bezug auf Leukozyten

Die Blutbildanalyse der Aszitesproben wurde durch das Institut für Klinische Chemie der Universität Regensburg vorgenommen. Die Erstellung eines kleinen Blutbildes und eines Differentialblutbildes erfolgte durch ein maschinelles Standardverfahren (Analysemaschine vom Typ Advia 120 der Firma Siemens). Eine wichtige Rolle für die so beschafften Daten kam der Anzahl der Leukozyten zu, die in Anzahl pro Milliliter umgerechnet wurden und deren Differenzierung in Lymphozyten, Monozyten und neutrophile Granulozyten erfolgte.

4.6 Histologische Analyse von Milz, Leber und Lunge

Von jedem Organ wurden Proben in Tissue-Tek eingebettet, in sterile Aluminiumrundlinge gewickelt und in flüssigem Stickstoff schockgefroren. Die Gewebeproben wurden in 4 bis 6 μm dicke Scheiben geschnitten und auf beschichtete Objektträger (SuperFrost; Menzel-Gläser) platziert. Zur mikroskopischen Untersuchung wurden die fixierten Gewebeschnitte mit 4`6-Diamidino 2-Phenylindolehydrochlorid (Sigma) inkubiert.

5. Ergebnisse

5.1 Tierdaten

Jedes der Tiere wurde vor Versuchsbeginn gewogen, sowie das Gewicht von Leber, Lunge, Milz und MLK festgehalten. Dabei wurde beim Gesamtgewicht der Tiere kein signifikanter Unterschied zwischen den einzelnen Studiengruppen festgestellt. Dasselbe galt für das durchschnittliche Gewicht der Lungen (Tabelle 1). Jedoch wiesen die Zirrhosetiere mit SE im Vergleich zu den Kontrollgruppen ein deutlich erhöhtes, die ohne SE ein leicht erhöhtes Gewicht der Leber auf. In beiden Zirrhosegruppen war das Gewicht der Milz stark erhöht. Allerdings konnte kein Unterschied im Gewicht der Milz und nur ein geringer Unterschied im Gewicht der Leber zwischen den Zirrhosetieren mit und ohne SE nachgewiesen werden (Tabelle 1).

Tabelle 1: Tierdaten

Versuchsgruppe	Kon (A)	Kon+SE (B)	LZ (C)	LZ+SE (D)
Gesamtgewicht (g)	469 ± 16	431 ± 9	446 ± 16	436 ± 7
Milz (g)	0,9 ± 0,05	0,8 ± 0,04	2,3 ± 0,2**	2,2 ± 0,2**
Leber (g)	13,1 ± 0,5	12,1 ± 0,3	15,6 ± 0,5	17,8 ± 1,5*
Lunge (g)	1,7 ± 0,1	1,5 ± 0,6	1,5 ± 0,6	1,7 ± 0,1

**: $p<0{,}0001$; *: $p<0{,}05$ vs. Kon (mit oder ohne SE)
SE: Sympathektomie

5.2 Die Rolle einer splanchnikusspezifischen SE für die BT- Entstehung

In die endgültige Auswertung der Hauptversuche gingen insgesamt 40 Tiere ein. Davon stammen 10 aus der Versuchsgruppe A, 10 aus der Versuchsgruppe B, 11 aus der Versuchsgruppe C und 9 aus der Versuchsgruppe D. Zum Nachweis einer BT wurde zum einen das Wachstum von *E. coli* auf den bebrüteten Nährböden, als auch die Ergebnisse der Blutkulturen herangezogen. Im Rahmen des

Hauptversuches verstarben weder gesunde noch zirrhotische Tiere im sechsstündigen Inkubationszeitraum nach *E. coli*-Applikation. Dies entspricht den von Sanchez *et al.* erzielten Ergebnissen bei der Verwendung des gleichen experimentellen Tiermodells. [56]

5.2.1 Auswertung der BT in MLK

Die Beurteilung der Nährböden, auf denen die homogenisierten MLK der gesunden Kontrolltiere der Versuchsgruppe A ausgestrichen wurde, ergab, dass es nur bei zwei der Tiere zu bakteriellem Wachstum auf allen drei Nährböden kam, was einer Translokationsrate von 20% entspricht (Tabelle 2). Bei den restlichen acht Kontrolltieren konnte keine bakterielle Streuung in die MLK nachgewiesen werden. Ähnliches gilt für die Analyse der Versuchsgruppe B. Hier blieben alle Nährböden von sieben Tieren steril, während auf allen Agarplatten der restlichen drei Tiere Kolonien des verabreichten *E. coli* nachweisbar waren (Translokationsrate von 30%, Tabelle 2).

Wie erwartet blieb kein einziger Nährboden der durch die Leberzirrhose immnungeschwächten Tiere der Versuchsgruppe C steril, im Gegenteil war das Wachstum der *E. coli*-Kolonien hier besonders stark, was auf eine massive BT schließen lässt (Daten nicht angegeben).

Dem gegenüber steht eine mit nur 22% den gesunden Kontrolltieren entsprechende Translokationsrate bei den im Splanchnikusgebiet sympathektomierten Zirrhosetieren (Tabelle 2). Dies wird durch Abb. 14 zusätzlich verdeutlicht.

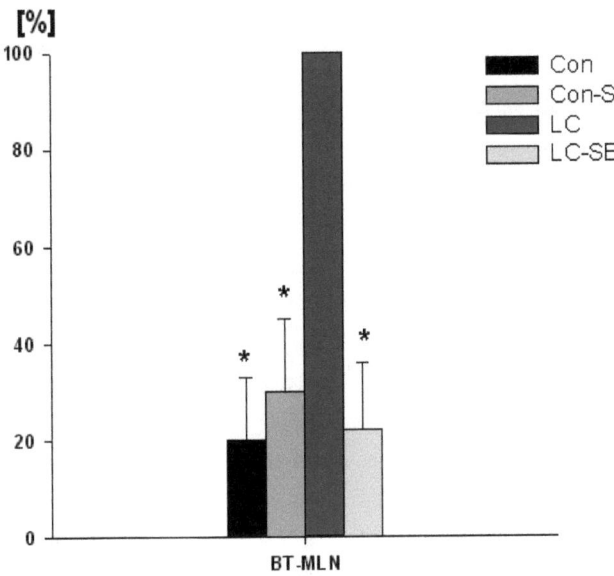

Abb. 14: Inzidenz bakterieller Translokation in die MLK
  *: p<0,001 vs. Zirrhose ohne SE

Tabelle 2: Inzidenz der BT von *E. Coli* in die MLK und in das periphere Blut

Versuchsgruppe	MLK positiv N (%)	Blut positiv N (%)
Kontrolle (A)	2/10 (20)**	0 **
Kontrolle + SE (B)	3/10 (30)**	0 **
Zirrhose (C)	11/11 (100)	7/11 (64)
Zirrhose + SE (D)	2/9 (22)**	1/9 (11)*

*: p<0,05; **: p<0,001; vs. Zirrhose
SE: Sympathektomie

5.2.2 Auswertung der Blut- und Aszieskulturen

Die Analyse der Blutkulturen diente dem Nachweis einer Bakteriämie, was auf eine systemische Streuung translozierter Keime schließen lässt. Zusätzlich wurden bei den Zirrhosetieren der Gruppen C und D Kulturen des quantifizierten Aszites angelegt, um den Befund eines Bakterienaszites erheben zu können.

Bei keinem der Kontrolltiere der Versuchsgruppe A konnte in den Blutkulturen eine Bakteriämie und somit keine systemische Streuung nachgewiesen werden. Dasselbe Resultat ergab sich für die gesunden, sympathektomierten Ratten der Versuchsgruppe B. Hier blieben die Blutkulturen ebenfalls steril. Von den Blutkulturen der elf Zirrhosetiere der Versuchsgruppe C waren vier nicht befallen, während in den anderen sieben der verabreichte *E. coli* nachgewiesen wurde. Besonders bemerkenswert sind die Ergebnisse der ausgewerteten Blutkulturen der sympathektomierten Zirrhosetiere der Versuchsgruppe D. Die Analyse ergab, dass das Blut von acht der neun Tiere steril blieb und nur das Blut eines Tieres mit *E. coli* belastet war. (Tabelle 2, $p<0.05$)

Vergleicht man die erhaltenen Ergebnisse miteinander, so wird deutlich, dass fast ausschließlich Zirrhoseratten mit aktivem Sympathikus an einer Bakteriämie litten und zwar 64 %. Dem gegenüber stehen ausschließlich sterile Blutkulturen aller Tiere der Versuchsgruppen A und B. Auffallend ist insbesondere das deutliche Ergebnis für die Zirrhosetiere, an denen zuvor eine splanchnikusspezifische Sympathektomie durchgeführt wurde, bei denen eben nur ein Tier eine positive Kultur vorwies (11%, Tabelle 2). Der Befund eines Bakterienaszites konnte bei 10 Tieren der Gruppe C und bei acht Tieren der Gruppe D erhoben werden, bei jeweils einem Tier beider Gruppen blieb die Aszieskultur steril (Daten nicht angegeben).

5.2.3 Auswertung der BT in Leber, Lunge und Milz

Die mikrobiologische Analyse der Organe Leber, Lunge und Milz diente dem Nachweis einer bakteriellen Streuung in splanchnische und extraintestinale Gebiete. Bei den Zirrhosetieren der Versuchsgruppe C konnte im Vergleich zu den Kontrolltieren der Versuchsgruppe A nicht nur eine deutlich erhöhte Inzidenz der Translokation, sondern auch eine massiv gesteigerte zahlenmäßige Belastung der analysierten Gewebeproben mit *E. coli* nachgewiesen werden (Abb. 19, Abb. 20).

Durch die Sympathektomie wurde bei den Zirrhosetieren ein deutlicher Rückgang in der Inzidenz der bakteriellen Translokation erreicht (Abb. 19). Zusätzlich ließ sich auch die mengenmäßige Belastung der Leber, der Lunge und der Milz mit *E. coli* durch die Inaktivierung des Sympathikus deutlich reduzieren (Abb. 16, 17 und 20). Allerdings ist festzustellen, dass bei gesunden Tieren kein signifikanter Rückgang der Inzidenz einer BT, aber auch der Gewebebelastung durch splanchnikusbetonte Sympathektomie erzielt wurde (Abb. 19, Abb. 20). Lediglich die Milz scheint hier einen Unterschied zu machen. Denn nicht nur im Vergleich zu den gesunden sympathektomierten Tieren konnte hier ein Rückgang der Inzidenz bakterieller Streuung nachgewiesen werden, sondern auch die Gewebeproben der Milz der sympathektomierten Zirrhosetiere waren seltener mit dem Keim befallen als bei den gesunden Kontrolltieren (Abb. 18; Abb. 19). Auch die Menge der translozierten Bakterien wurde durch vorherige SE bei den gesunden Tieren eher reduziert (p=0.06, Abb. 20).

Um diesen erstaunlich deutlichen Einfluss einer Sympathektomie im Splanchnikusgebiet auf die bakterielle Belastung der Gewebe sichtbar zu machen, wurden aus den tiefgefrorenen Milzproben Gewebsschnitte angefertigt und diese unter Schwarzlicht untersucht. Dabei machte man sich das Floureszieren des mit GFP transfizierten *E. coli* zu nutze. Wie aus Abb. 15 deutlich hervorgeht, verursacht die Ausschaltung des SNS im Splanchnikusgebiet eine klare Reduktion der sichtbaren Belastung mit *E. coli*-GFP.

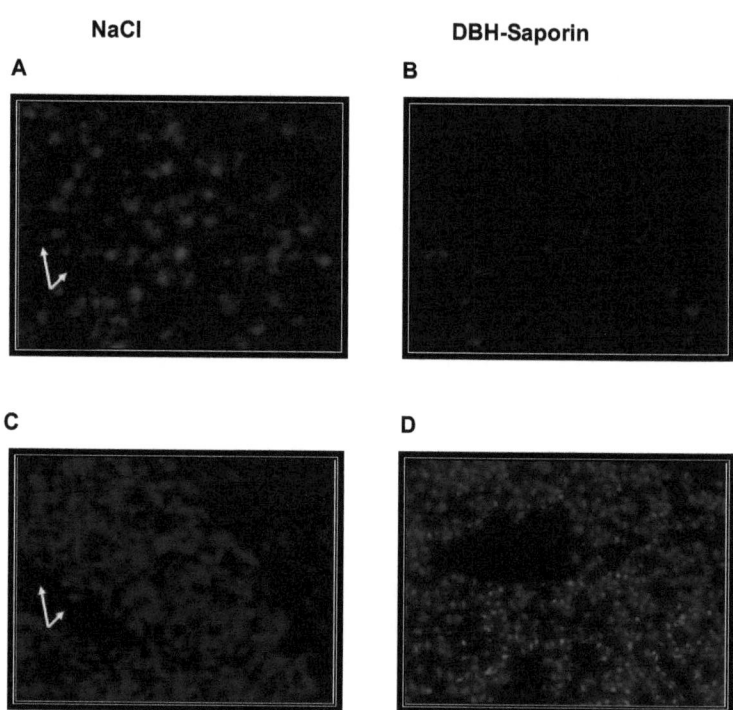

Abb. 15: Effekt der SE auf den Befall der Milz mit GFP-markierten *E. coli*.
Die beiden oberen Bildausschnitte (A und B) zeigen GFP-markierte *E. coli* in Zirrhosetieren ohne und mit vorausgegangener SE. Die Pfeile zeigen die von GFP-markierten *E. coli*. Die beiden unteren Bildausschnitte (C und D) stellen mit 4`6`-Diamidino-2-phenylindole Hydrochlorid (DAPI) gefärbtes Gewebe dar, zu erkennen sind Zellkerne und die Milzgewebestruktur. Die zellreichen Abschnitte sind die T-Lymphozytengebiete um die Zentralarterie (→).

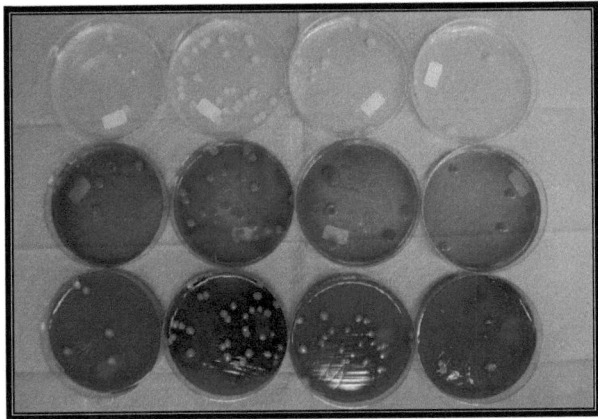

Abb. 16: Bebrütete Nährböden einer zirrhotischen Ratte
von links nach rechts: MLK, Milz, Leber und Lunge
von oben nach unten: MH, McConkey und CNN

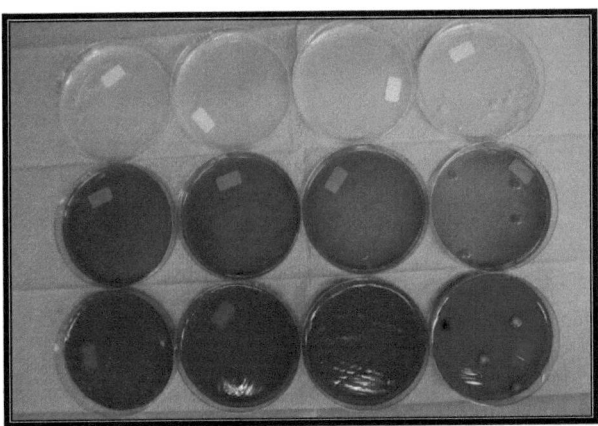

Abb. 17: Bebrütete Nährböden einer zirrhotischen Ratte nach SE
von links nach rechts: MLK, Milz, Leber und Lunge (einzig befallenes Organ)
von oben nach unten: MH, McConkey und CNN

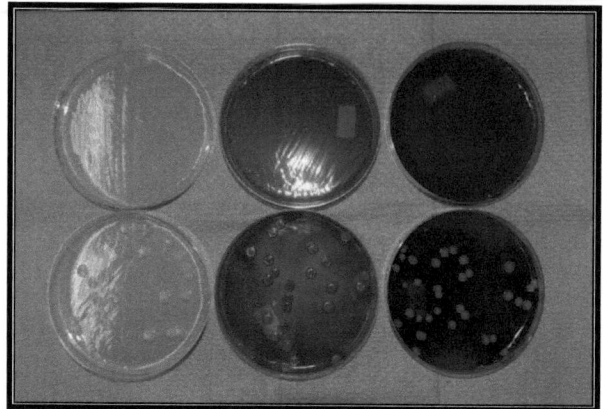

Abb. 18: Bebrütete Nährböden der Milz einer zirrhotischen Ratte nach SE (oben) und einer gesunden Kontrollratte (unten)
von links nach rechts: MH, McConkey, CNN

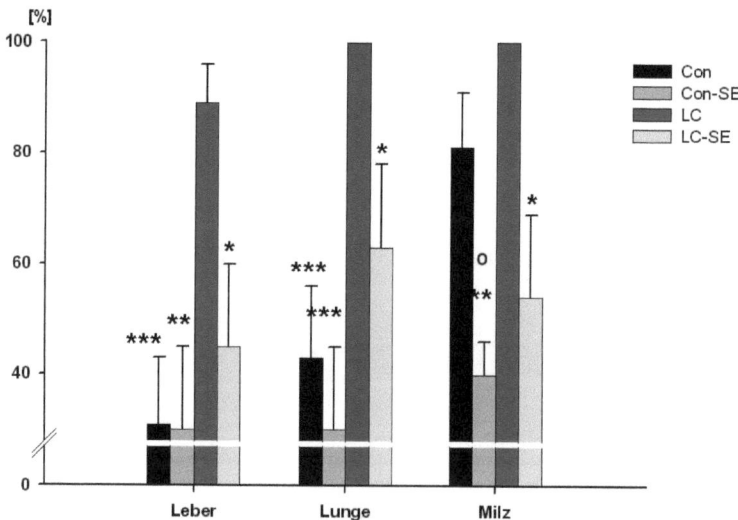

Abb. 19: Effekt der splanchnikusbetonten Sympathektomie auf die Inzidenz der Translokation von *E. coli* (i.p.) in Leber, Lunge und Milz.
*: $p<0,05$; **: $p<0,01$; ***: $p<0,001$ vs. Zirrhose ohne SE
o: $p<0,05$ vs. Kontrolle

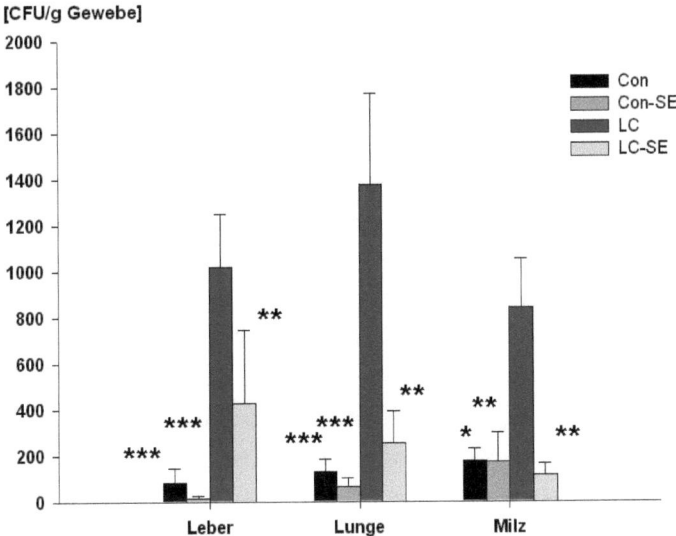

Abb. 20A: Effekt der splanchnikusbetonten Sympathektomie auf das Ausmaß bakterieller Streuung von E. coli in Leber, Lunge und Milz im Bezug auf die organspezifische Gewebebelastung.
*: p<0,05; **: p<0,01; ***: p<0,001 vs. Zirrhose ohne SE

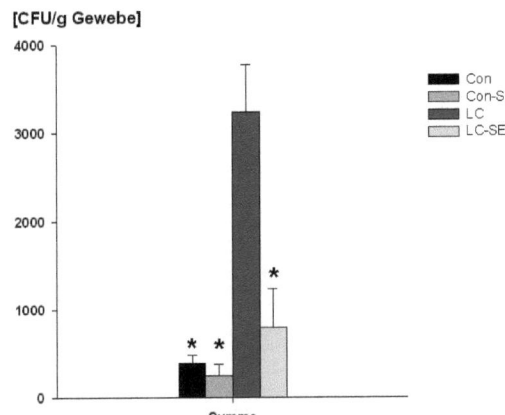

Abb. 20B: Effekt der splanchnikusbetonten Sympathektomie auf das Ausmaß bakterieller Streuung von E. coli in Leber, Lunge und Milz im Bezug auf die Gesamtmenge an Keimen in allen drei Organen.
*: p<0,001 vs. Zirrhose ohne SE

5.3 Der Einfluss einer SE auf die Chemotaxis

Um den Einfluss des Sympathikus auf das angeborene Immunsystem deutlich zu machen, wurden von allen Versuchstieren der Gruppen C und D ein kleines Blutbild und ein Differentialblutbild des punktierten Aszites angelegt. In die Auswertung gingen dabei die Gesamtzahl der vorhandenen Leukozyten und deren Subpopulationen Lymphozyten, Monozyten und neutrophile Granulozyten ein.

Im Vergleich zu den Zirrhosetieren mit aktivem Sympathikus konnte festgestellt werden, dass eine splanchnikusspezifische Sympathektomie zu einer deutlichen Steigerung des Influx von Monozyten und neutrophilen Granulozyten in das Peritoneum führte. Allerdings konnte kein signifikanter Unterschied bei der Einwanderung von Lymphozyten nachgewiesen werden (Tabelle 3).

Diese Ergebnisse legen nahe, dass das SNS einen hemmenden Einfluss auf die Chemotaxis der PMN hat.

Tabelle 3: Anteil von neutrophilen Granulozyten, Monozyten und Lymphozyten im Peritoneum von Zirrhosetieren mit und ohne SE

Zellart	Zirrhose	Zirrhose-SE
Neutrophile	10,4 ± 3,4	20,7 ± 3,3 *
Monozyten	6,7 ± 0,5	11,0 ± 1,5*
Lymphozyten	3,7 ± 1,1	3,8 ± 1,2

[Mio/ml]

*: p<0,05 vs. Zirrhose
SE: Sympathektomie

6. Diskussion

Patienten, die an einer Leberzirrhose leiden, weisen eine stark erhöhte Anfälligkeit für bakterielle Infektionen auf. Besonders die Entwicklung einer SBP trägt wegen ihrem häufig tödlichen Verlauf zu der hohen Mortalitätsrate dieser Patienten bei. Aber auch Infektionen des Harntraktes und Pneumonien sind häufige Begleiterkrankungen der Leberzirrhose. [5,13,20] Als Hauptursache für diese hohe Anfälligkeit wird eine verminderte Funktion des Immunsystems vermutet.
Bei der Abwehr bakterieller Erreger gelten besonders die neutrophilen Granulozyten und das retikulohistiozytäre System, repräsentiert durch Makrophagen und Monozyten als sog. *„first line of defense"*. Tatsächlich konnte gezeigt werden, dass bei Leberzirrhose das Risiko an einer Bakteriämie bzw. einer SBP zu erkranken, direkt mit dem Grad der Dysfunktion des retikulohistiozytären Systems korreliert. [52] Als einer der Gründe für diese Fehlfunktionen gilt eine Verminderung der Phagozytoseleistung der PMN als prädisponierend, da die Phagozytose einer der wichtigsten Mechanismen zur Abwehr in den Organismus eindringender Bakterien ist. In verschiedenen Studien konnte belegt werden, dass die PMN von Zirrhosepatienten eine deutlich verminderte Phagozytoseleistung aufweisen. [14,26,48] Dies konnte jedoch nicht bei allen Patienten nachgewiesen werden. [10,31] Daher ist davon auszugehen, dass es noch weitere schwerwiegende Gründe für die Suppression der Immunfunktion des Organismus gibt. In dieser Studie wurde erstmals die Wirkung des SNS auf das Immunsystem bei Leberzirrhose genauer untersucht. Es konnte gezeigt werden, dass unter Anwendung eines experimentellen Tiermodells bei Ratten mit induzierter Leberzirrhose und Aszites durch gezielte Sympathektomie im Splanchnikusgebiet die Inzidenz und die Schwere einer systemischen Streuung von *E. coli* deutlich reduziert wird. Ein möglicher Grund für die Reduzierung der bakteriellen Belastung der einzelnen Organe, die durch die Sympathektomie erzielt wurde, könnte die Verminderung des portalen Blutdruckes sein. Bei Leberzirrhose kommt es durch die fibrösen Veränderungen des Leberparenchyms zu einer Widerstandserhöhung in den intrahepatischen Sinus. Dadurch erhöht sich der Druck in der Pfortader und eine portale Hypertension ist die Folge. [18] Durch die portale Hypertension kommt es zu einer peripheren Vasodilatation, die der Haupttrigger für die Überaktivität des SNS in diesem Zustand ist. [27] Diese SNS-Überaktivität führt zusätzlich zu einer Erhöhung des portalen

Diskussion

Widerstandes. Dem würde eine Sympathektomie entgegenwirken. Obwohl wir in unserem Versuch nicht die Änderung des portalen Blutdruckes untersucht haben, halten wir dies nicht für den Hauptgrund des beobachteten Rückganges der bakteriellen Streuung. Denn obwohl Abergel *et al.* in ihrer Studie nachweisen konnten, dass eine komplette Ablation des SNS durch zentrales *Pithing* den portalen Druck in allen Versuchsgruppen reduzierte, so blieb er bei den Tieren mit Leberzirrhose doch signifikant erhöht. [1] Wir halten vielmehr den Einfluss, den das SNS durch seine Neurotransmitter, allen voran Noradrenalin und Neuropeptid Y, auf das Immunsystem direkt hat, für die Hauptursache der zu beobachtenden schlechten Abwehr bakterieller Infektionen bei Leberzirrhose. Wie unter 1.3 bereits besprochen, verschlechtert das SNS über die Wirkung seiner Neurotransmitter die Chemotaxis bzw. die Migration der PMN, senkt die Sekretion von TNF und blockiert die Phagozytose von Bakterien. [51,60,63,67] Daher stellen wir die Hypothese auf, dass die bekannte SNS-Überaktivität bei Leberzirrhose mit Aszites einen ungünstigen Effekt auf die Beseitigung von gram-negativen Keimen hat.

In unserem Versuch konnten wir zeigen, dass eine vorausgegangene Ablation des SNS im Splanchnikusgebiet die Ausbreitung von *E. coli* aus dem Peritoneum bei fortgeschrittener Leberzirrhose verhindert bzw. stark reduziert. Damit knüpfen wir an die Ergebnisse an, die in jüngsten Studien mit Mäusen erzielt wurden. Straub *et al.* injizierten zuvor sympathektomierten Mäusen *E. coli* bzw. *Pseudomonas aeruginosa* intraperitoneal, um eine systemische Streuung auszulösen. Im Vergleich zu den Kontrolltieren konnte eine signifikante Reduktion der bakteriellen Belastung, insbesondere der Milz, aber auch der Leber und der Lunge in den sympathektomierten Mäusen nachgewiesen werden. Straub *et al.* führen dies ebenso auf die durch Sympathektomie verbesserte Chemotaxis bzw. Einwanderung der PMN in das Peritoneum, eine gesteigerte Phagozytose und eine erhöhte Sekretion von TNF zurück. [69] Auch die Ergebnisse von Rice *et al.* zur Infektion von sympathektomierten Mäusen mit *Listeria monocytogenes* (siehe 1.3.4) zeigen die gleiche Tendenz. Hierbei wurde besonders ein Rückgang der bakteriellen Konzentration im Gewebe der Milz festgestellt. [49] Die Ergebnisse dieser beiden Studien decken sich mit den Ergebnissen, die wir mit unseren Versuchsgruppen A (gesunde Kontrolltiere) und B (sympathektomierte Ratten ohne Zirrhose) erzielt haben. Auch hier konnte eine deutliche Reduzierung der Inzidenz der bakteriellen Streuung in Leber, Lunge und ganz besonders der Milz bei den sympathektomierten Tieren nachgewiesen werden (Abb. 20). Diese besondere Rolle der Milz ist auf ihre Zugehörigkeit zum lymphatischen System zurückzuführen. Sie ist zum einen besonders reich an Makrophagen, die neben der Phagozytose besonders für die Sekretion von TNF zuständig sind. Ferner ist sie als lymphatisches Organ eine der ersten Filterstationen für Bakterien und der Splanchnikuszirkulation. Ist diese Funktion durch eine Überaktivität des SNS gestört, wie wir es annehmen, so können die in die Milz eingewanderten Bakterien nicht adäquat bekämpft werden. Daraus resultiert die vermehrte Keimbelastung bei Tieren mit aktivem SNS. [68] Diese Ergebnisse wurden erstmals von uns auf ein experimentelles Zirrhosemodell übertragen.

Steht der Organismus unter Stress wie das bei Erkrankungen der Fall ist, führt dies zu einer vermehrten Aktivität des SNS. In einer Studie von Cao *et al.* wurde eben diese Rolle von Stress und SNS-Überaktivität an gesunden Mäusen herausgestellt. Dazu wurden die Versuchstiere regelmäßig in körperlichen und psychologischen Stress versetzt und anschließend mit *Listeria monocytogenes* infiziert. Bei der Analyse der Leber und der Milz dieser Tiere konnte gezeigt werden, dass die unter Stress stehenden Mäuse signifikant stärker mit den gram-negativen Keimen belastet waren als die Kontrolltiere. Zusätzlich wurde ein Teil der unter Stress gesetzten Tiere mit dem Betablocker Propranolol behandelt. Hierbei zeigte sich, dass durch die Inaktivierung der β-adrenergen Signalkaskaden eine Verbesserung der Immunfunktion erzielt werden kann. [8]

Auch in experimentellen Zirrhosemodellen kam Propranolol bereits zum Einsatz. Die Arbeitshypothese von Pérez-Paramo *et al.* war es dabei, die prädisponierenden Faktoren für eine BT und somit einer SBP, wie portale Hypertension, intestinale Permeabilität und intestinale bakterielle Überwucherung, zu beeinflußen. Dabei stellte sich heraus, dass die Zirrhoseratten, welche mit Propranolol behandelt wurden, im Vergleich zur Plazebogruppe tatsächlich signifikant geringere portale Drücke aufwiesen. Dass sich dadurch auch die intestinale Permeabilität verringern ließ, war nicht deutlich zu machen. [47] Allerdings konnte die bakterielle Überwucherung durch Anwendung von Propranolol signifikant reduziert werden. Bekanntermaßen tritt bei Leberzirrhose eine zunehmende Hypomotilität des Darmes auf, was zur Entwicklung einer IBÜ beiträgt. Einer der Gründe dafür ist ein β-adrenerg modulierter Signalweg, der zu einer Dilatation der glatten Muskulatur des Dünndarmes führt. [2] Dies wird unter anderem durch die Überaktivität des SNS ausgelöst. Blockiert man mittels Propranolol die β-Rezeptoren des Darmes, so wird diese Dilatation verhindert und die propulsiven Kontraktionen der glatten Muskulatur laufen normal ab. [47] Obwohl diese Ergebnisse von Pérez-Paramo *et al.* sehr interessant sind, weisen sie jedoch diverse Mängel auf. So konnte zwar die BT von Darmbakterien in das Peritoneum und dadurch die Entwicklung einer SBP durch die Anwendung des β-Blockers reduziert werden. Allerdings war an der untersuchten Tierzahl keine statistische Signifikanz zu erreichen. [47] Ein weiteres Problem ist, dass keine zusätzliche Beurteilung der bakteriellen Streuung außerhalb des Peritoneums durchgeführt wurde. Zudem ist anzunehmen, dass die angewendete orale Gabe von CCl_4 zur Induktion einer Leberzirrhose toxisch für den Magendarmtrakt ist, was einerseits die Mortalitätsrate in diesem Versuch deutlich erhöhte und andererseits evtl. Einfluss auf die Ergebnisse haben könnte. Letztendlich schreiben die Autoren den positiven Effekt von Propranolol ausschließlich den strukturellen und hämodynamischen Veränderungen, die es auslöst, zu, ohne den potenten Einfluss auf das Immunsystem mit einzubeziehen. Zwar könnte neben der Senkung des portalen Druckes auch die Verbesserung der intestinalen Motilität ein durchaus positiver Nebeneffekt der Ablation des SNS sein, jedoch müsste dies in einer weiteren Studie überprüft werden. Unser Ziel war es vielmehr, die vermuteten Mechanismen genauer zu betrachten, mit denen das SNS Veränderungen in der Immunantwort verursacht, die dann zu einer vermehrten systemischen Ausbreitung von Bakterien führen. Besonders wichtig erschien uns hierbei der durch die splanchnikusspezifische SE gesteigerte Influx von Leukozyten in das Peritoneum, wie er bereits von Rice *et al.* in einer weiteren Studie mit *Listeria monocytogenes* infizierten gesunden Mäusen nachgewiesen wurde. [51] Diese Steigerung der Migration von sowohl neutrophilen Granulozyten als auch Monozyten konnten wir durch eine Differenzialblutanalyse des punktierten Aszites der Ratten der Versuchsgruppen C (Zirrhosetiere mit aktivem Sympathikus) und D (Zirrhosetiere nach splanchnikusbetonter SE) beweisen. Die Zahl der eingewanderten PMN im Peritoneum der sympathektomierten Zirrhosetiere war im Vergleich zu den Zirrhosetieren mit aktivem Sympathikus signifikant erhöht. Dass diese Steigerung der Leukozytenzahl mit der Blockierung bzw. der durch den abladierten Sympathikus fehlenden β-adrenergen Aktivierung von β-Adrenozeptoren auf den neutrophilen Granulozyten zusammenhängt, konnte von Bowden *et al.* bewiesen werden. [6] Sie

Diskussion

zeigten an den Atemwegen von Ratten, dass es durch die Verwendung des β_2-Agonisten Formoterol zu einer Aktivierung der β-Adrenozeptoren auf den neutrophilen Granulozyten kommt. Diese Aktivierung führte zu einer verminderten Adhäsion der Granulozyten an das Endothel und zu einer geringeren Expression von CD11b, was wiederum in einer Behinderung der Funktion und Rekrutierung weiterer Leukozyten resultierte.[6]

Die Ergebnisse unseres Versuchs, dass 1. bei Zirrhosetieren durch Sympathektomie im Splanchnikusgebiet eine Verminderung der bakteriellen Belastung in Leber, Lunge und Milz (Abb. 20) erreicht wurde und 2. dass es im Vergleich zu den Zirrhosetieren mit SNS-Hyperaktivität bei den splanchnikusspezifisch sympathektomierten Zirrhosetieren zu einer signifikanten Steigerung der Zahl an, in das Peritoneum eingewanderten, neutrophilen Granulozyten und Monozyten gekommen ist, unterstreichen nicht nur die Ergebnisse vorangegangener Studien, sondern dokumentieren auch, dass die Hypothese auch auf experimentelle Zirrhosemodelle übertragbar ist. Außerdem lässt der Rückgang in der absoluten Zahl von Bakterien in den Organen und in der Inzidenz einer Bakteriämie, der durch die Sympathektomie erreicht wurde, darauf schließen, dass es bei diesen Tieren, sowohl mit als auch ohne Zirrhose zu einer verstärkten Bekämpfung der Keime bereits im Splanchnikusgebiet kommt und hierdurch eine systemische Streuung unterdrückt wird. Dies würde auch die Vermutung nahelegen, dass sich durch eine Ablation des SNS eine Steigerung in der Phagozytoserate und dem *intrazellulären killing* erzielen lässt.

Wie bereits zu Beginn der Diskussion erwähnt, konnte nachgewiesen werden, dass bei einem großen Teil der Zirrhosepatienten eine verschlechterte Phagozytoseleistung der PMN nachgewiesen werden konnte.[14,26,48] Daher könnte es Inhalt nachfolgender Studien sein, z. B. mittels FACS-Analyse festzustellen, ob sich die Phagozytoserate der PMN bei Zirrhosetieren durch eine splanchnische Sympathektomie verbessern lässt.

Interessant wäre es auch, das Versuchsmodell einer splanchnikusbetonten SE von Zirrhosetieren auf eine Infektion mit gram-positiven Keimen zu übertragen. So konnten Straub *et al.* zeigen, dass das SNS bei einer Infektion von gesunden Mäusen mit *Staphylococcus aureus* eine gegenteilige Wirkung erzielt wie bei einer Infektion mit gram-negativen Keimen.[69] Eine vorherige Sympathektomie der infizierten Mäuse mündete nämlich in einer vermehrten Ausbreitung von

Diskussion

Staphylococcus aureus in Leber, Milz und Lunge. Dabei scheint ein aktiver Sympathikus die Sekretion von Interleukin 4 aus peritonealen Zellen zu stimulieren, was notwendig für die Abwehr von *Staphylococcus aureus* ist. Desweiteren sorgt das SNS für einen erhöhten Kortikosteroidspiegel, der wiederum für eine vermehrte IL-4 Produktion und Ausschüttung sorgt. Letztendlich wurde auch ein durch die Wirkung des SNS vermehrter Einstrom von Lymphozyten in das Peritoneum beobachtet, die ebenfalls zur Abwehr gram-positiver Keime benötigt werden.[69] Hierzu sei kurz erwähnt, dass im Gegensatz dazu in unserem Versuch keine vermehrte Migration von Lymphozyten in das Peritoneum beobachtet werden konnte, weder bei Zirrhosetieren mit als auch ohne aktiven Sympathikus (Tabelle 2), was die Rolle von Lymphozyten bei der Abwehr von gram-positiven Keimen deutlich hervorhebt.

Diese unterschiedlichen Ergebnisse machen es schwer den Schluss zu ziehen, dass eine Inaktivierung des Sympathikus per se und uneingeschränkt zu einer Verbesserung der Immunfunktion führt. Vielmehr muss sicherlich die Spezies des Bakteriums, sowie die Dauer der SNS-Hyperaktivität mit berücksichtigt werden. Eine weitere Herausforderung dürfte die Übertragbarkeit auf den Menschen darstellen. Zwar wurde bereits der β-Blocker Propranolol bei Zirrhosepatienten eingesetzt, jedoch diente dies bis dato ausschließlich der Senkung des portalen Druckes um eine Varizenblutung zu verhindern.[22,71] Allerdings wird durch die Senkung des portalen Druckes auch gleichzeitig, wie schon bereits erwähnt, eine Ursache für die BT verhindert. In Kombination mit den Ergebnissen von Perez-Paramo *et al.* aus ihrer Studie mit Propranolol[47] ergibt sich eine interessante Perspektive in der Verhinderung einer BT und damit einer SBP bei Leberzirrhose. Jedoch stellt sich die Frage, ob eine Unterdrückung der β-adrenergen Wirkung des SNS in den Signalkaskaden des Immunsystems durch Propranolol überhaupt gegeben ist und, wenn dies der Fall sein sollte, ob diese Wirkung ausreicht, um die von uns nachgewiesene Steigerung der Immunfunktion zu erreichen. Außerdem müssen die Nebenwirkungen einer Unterdrückung des Sympathikus bei Zirrhosepatienten überprüft werden, um festzustellen, ob der Nutzen einer solchen Maßnahme überwiegt.

Letztendlich wäre eine Übertragung unserer positiven Ergebnisse auf weitere Erkrankungen, die mit physiologischen und psychologischen Stress und damit einer Überaktivität des Sympathikus assoziiert sind, von Interesse. Als Beispiel seien die chronischen entzündlichen Darmerkrankungen genannt, bei denen schon länger

Stress als mitauslösender Faktor diskutiert wird. [25] So konnte bei Biopsien der rektalen Mukosa von Patienten mit Colitis ulzerosa eine vermehrte Innervation durch adrenerge Nervenfasern festgestellt werden. [33] In einer weiteren Studie wurde anhand von Ratten, bei denen mittels Trinitrobenzensulfonsäure eine Colitis provoziert wurde, gezeigt, dass durch eine Sympathektomie mittels Lidocain eine deutliche Verbesserung der Entzündung erreicht werden kann. [42] Inwieweit jedoch durch eine Sympathektomie die Immunfunktion bei diesen Erkrankungen moduliert wird, wurde bisher nicht untersucht.

Allerdings scheint als sicher zu gelten, dass das SNS einen großen Einfluss auf das Immunsystem, sowohl bei gesunden als auch bei Zirrhosetieren hat und zahlreiche für eine Entzündung, sei es des Peritoneums oder auch des Darmes, prädisponierende Faktoren mit verursacht.

7. Zusammenfassung

Eine der Hauptkomplikationen der Leberzirrhose, die bei Patienten zum Tod führen kann, ist neben der ösophagealen Varizenblutung und dem hepatorenalen Syndrom die spontane bakterielle Peritonitis.

Das Ziel dieser Studie war es zu klären, ob eine splanchnikusbetonte Sympathektomie bei Ratten mit und ohne Leberzirrhose einen entscheidenden Einfluss auf die BT und die Streuung von intraperitoneal applizierten *E. coli* hat.

Bei unseren Versuchen verwendeten wir ein bewährtes experimentelles Zirrhosemodell, bei dem durch regelmäßige Inhalation der Tiere mit CCl_4 über einen Zeitraum von 12 bis 16 Wochen eine Leberzirrhose induziert wird.

Ein Teil dieser Zirrhosetiere sowie ein Teil der gesunden Kontrolltiere wurde vier Wochen vor Beginn der Versuche mittels eines Immunotoxins (an Anti-Dopamin-ß-Hydroxylase gebundenes Saporin) splanchnikusspezifisch sympathektomiert. Um eine SBP zu imitieren, wurde allen Tieren sechs Stunden vor der Organentnahme 10^6 CFU *E. coli* (in 3,0 ml NaCl) in das Peritoneum injiziert. Die anschließende Analyse der MLK, der Leber, der Milz und der Lunge sowie von Aszites und Blut der Tiere ergab, dass Zirrhosetiere mit inaktiviertem Sympathikus im Vergleich zu Zirrhosetieren mit aktivem Sympathikus eine deutlich verminderte Inzidenz und Ausprägung der Streuung des Keimes in alle analysierten Organe aufwiesen. Zudem konnte bei der Analyse der Aszitesproben beider Zirrhosegruppen eine deutlich gesteigerte Migration von PMN in das Peritoneum nachgewiesen werden.

Diese Ergebnisse lassen uns zu der Schlussfolgerung kommen, dass bei Leberzirrhose eine SNS-Blockierung im Splanchnikusgebiet die Immunleistung deutlich verbessert und somit eine durch gram-negative Keime hervorgerufene bakterielle Peritonitis und deren systemische Streuung verhindern bzw. deren Heilung verbessern kann.

8. Literaturverzeichnis

1. Abergel A., A. Braillon, C. Gaudin, G. Kleber, and D. Lebrec. Persistence of a hyperdynamic circulation in cirrhotic rats following removal of the sympathetic nervous system. *Gastroenterology* 102 (2):656-660, 1992.

2. Ahluwalia N. K., D. G. Thompson, J. Barlow, and L. Heggie. Beta adrenergic modulation of human upper inetstinal propulsive forces. *Gut* 35 (10):1356-1359, 1994.

3. Bauer T. M., J. Fernandez, M. Navasa, J. Vila, and J. Rodes. Failure of Lactobacillus spp. to prevent bacterial translocation in a rat model of experimental cirrhosis. *J.Hepatol.* 36 (4):501-506, 2002.

4. Berg R. D. and A. W. Garlington. Translocation of certain indigenous bacteria from the gastrointestinal tract to the mesenteric lymph nodes and other organs in a gnotobiotic mouse model. *Infect.Immun.* 23 (2):403-411, 1979.

5. Borzio M., F. Salerno, L. Piantoni, M. Cazzaniga, P. Angeli, F. Bissoli, S. Boccia, G. Colloredo-Mels, P. Corigliano, G. Fornaciari, G. Marenco, R. Pistara, M. Salvagnini, and A. Sangiovanni. Bacterial infection in patients with advanced cirrhosis: a multicentre prospective study. *Dig.Liver Dis.* 33 (1):41-48, 2001.

6. Bowden J. J. , I. Sulakvelidze, and D. M. McDonald. Inhibition of neutrophil and eosinophil adhesion to venules of rat trachea by beta 2-adrenergic agonist formoterol. *J.Appl.Physiol* 77 (1):397-405, 1994.

7. Campillo B., P. Pernet, P. N. Bories, J. P. Richardet, M. Devanlay, and C. Aussel. Intestinal permeability in liver cirrhosis: relationship with severe septic complications. *Eur.J.Gastroenterol.Hepatol.* 11 (7):755-759, 1999.

8. Cao L., C. A. Hudson, and D. A. Lawrence. Acute cold/restraint stress inhibits host resistance to Listeria monocytogenes via beta1-adrenergic receptors. *Brain Behav.Immun.* 17 (2):121-133, 2003.

9. Caruntu F. A. and L. Benea. Spontaneous bacterial peritonitis: pathogenesis, diagnosis, treatment. *J.Gastrointestin.Liver Dis.* 15 (1):51-56, 2006.

10. De Fernandez M. A., A. Clark, and D. R. Triger. Neutrophil phagocytic and bactericidal function in primary biliary cirrhosis and other chronic liver diseases. *Clin.Exp.Immunol.* 67 (3):655-661, 1987.

11. Donskey C. J., A. M. Hujer, S. M. Das, N. J. Pultz, R. A. Bonomo, and L. B. Rice. Use of denaturing gradient gel electrophoresis for analysis of the stool microbiota of hospitalized patients. *J.Microbiol.Methods* 54 (2):249-256, 2003.

12. Felten D. L., S. Y. Felten, S. L. Carlson, J. A. Olschowka, and S. Livnat. Noradrenergic and peptidergic innervation of lymphoid tissue. *J.Immunol.* 135 (2 Suppl):755s-765s, 1985.

13. Fernandez J., M. Navasa, J. Gomez, J. Colmenero, J. Vila, V. Arroyo, and J. Rodes. Bacterial infections in cirrhosis: epidemiological changes with invasive procedures and norfloxacin prophylaxis. *Hepatology* 35 (1):140-148, 2002.

14. Fiuza C., M. Salcedo, G. Clemente, and J. M. Tellado. In vivo neutrophil dysfunction in cirrhotic patients with advanced liver disease. *J.Infect.Dis.* 182 (2):526-533, 2000.

15. Frank D. N., A. L. St Amand, R. A. Feldman, E. C. Boedeker, N. Harpaz, and N. R. Pace. Molecular-phylogenetic characterization of microbial community imbalances in human inflammatory bowel diseases. *Proc.Natl.Acad.Sci.U.S.A* 104 (34):13780-13785, 2007.

16. Garcia-Tsao G., A. Albillos, G. E. Barden, and A. B. West. Bacterial translocation in acute and chronic portal hypertension. *Hepatology* 17 (6):1081-1085, 1993.

17. Garcia-Tsao G., F. Y. Lee, G. E. Barden, R. Cartun, and A. B. West. Bacterial translocation to mesenteric lymph nodes is increased in cirrhotic rats with ascites. *Gastroenterology* 108 (6):1835-1841, 1995.

18. Garcia-Tsao G.. Current management of the complications of cirrhosis and portal hypertension: variceal hemorrhage, ascites, and spontaneous bacterial peritonitis. *Gastroenterology* 120 (3):726-748, 2001.

19. Garcia-Tsao G.. Spontaneous bacterial peritonitis: a historical perspective. *J.Hepatol.* 41 (4):522-527, 2004.

20. Garcia-Tsao G.. Bacterial infections in cirrhosis: treatment and prophylaxis. *J.Hepatol.* 42 Suppl (1):S85-S92, 2005.

21. Gomez F., P. Ruiz, and A. D. Schreiber. Impaired function of macrophage Fc gamma receptors and bacterial infection in alcoholic cirrhosis. *N.Engl.J.Med.* 331 (17):1122-1128, 1994.

22. Grace N. D., R. J. Groszmann, G. Garcia-Tsao, A. K. Burroughs, L. Pagliaro, R. W. Makuch, J. Bosch, G. V. Stiegmann, J. M. Henderson, R. de Franchis, J. L. Wagner, H. O. Conn, and J. Rodes. Portal hypertension and variceal bleeding: an AASLD single topic symposium. *Hepatology* 28 (3):868-880, 1998.

23. Green B. T., M. Lyte, A. Kulkarni-Narla, and D. R. Brown. Neuromodulation of enteropathogen internalization in Peyer's patches from porcine jejunum. *J.Neuroimmunol.* 141 (1-2):74-82, 2003.

24. Guarner C., B. A. Runyon, S. Young, M. Heck, and M. Y. Sheikh. Intestinal bacterial overgrowth and bacterial translocation in cirrhotic rats with ascites. *J.Hepatol.* 26 (6):1372-1378, 1997.

25. Hart A. and M. A. Kamm. Review article: mechanisms of initiation and perpetuation of gut inflammation by stress. *Aliment.Pharmacol.Ther.* 16 (12):2017-2028, 2002.

26. Hassner A. , Y. Kletter, D. Shlag, M. Yedvab, M. Aronson, and S. Shibolet. Impaired monocyte function in liver cirrhosis. *Br.Med.J.(Clin.Res.Ed)* 282 (6272):1262-1263, 1981.

27. Henriksen J. H., F. Bendtsen, A. L. Gerbes, N. J. Christensen, H. Ring-Larsen, and T. I. Sorensen. Estimated central blood volume in cirrhosis: relationship to sympathetic nervous activity, beta-adrenergic blockade and atrial natriuretic factor. *Hepatology* 16 (5):1163-1170, 1992.

28. Hooper L. V., T. Midtvedt, and J. I. Gordon. How host-microbial interactions shape the nutrient environment of the mammalian intestine. *Annu.Rev.Nutr.* 22:283-307, 2002.

29. Jacobowitz D. M., M. G. Ziegler, and J. A. Thomas. In vivo uptake of antibody to dopamine-beta-hydroxylase into sympathetic elements. *Brain Res.* 91 (1):165-170, 1975.

30. Kees M. G., G. Pongratz, F. Kees, J. Schölmerich, and R. H. Straub. Via beta-adrenoceptors, stimulation of extrasplenic sympathetic nerve fibers inhibits lipopolysaccharide-induced TNF secretion in perfused rat spleen. *J.Neuroimmunol.* 145 (1-2):77-85, 2003.

31. Kirsch R., V. E. Woodburne, E. G. Shephard, and R. E. Kirsch. Patients with stable uncomplicated cirrhosis have normal neutrophil function. *J.Gastroenterol.Hepatol.* 15 (11):1298-1306, 2000.

32. Koh I. H., R. Guatelli, E. F. Montero, R. Keller, M. H. Silva, S. Goldenberg, and R. M. Silva. Where is the site of bacterial translocation--small or large bowel? *Transplant.Proc.* 28 (5):2661, 1996.

33. Kyosola K., O. Penttila, and M. Salaspuro. Rectal mucosal adrenergic innervation and enterochromaffin cells in ulcerative colitis and irritable colon. *Scand.J.Gastroenterol.* 12 (3):363-367, 1977.

34. Lange S. and D. S. Delbro. Adrenoceptor-mediated modulation of Evans blue dye permeation of rat small intestine. *Dig.Dis.Sci.* 40 (12):2623-2629, 1995.

35. Ljungdahl M., M. Lundholm, M. Katouli, I. Rasmussen, L. Engstrand, and U. Haglund. Bacterial translocation in experimental shock is dependent on the strains in the intestinal flora. *Scand.J.Gastroenterol.* 35 (4):389-397, 2000.

36. Llovet J. M., R. Bartoli, R. Planas, E. Cabre, M. Jimenez, A. Urban, I. Ojanguren, J. Arnal, and M. A. Gassull. Bacterial translocation in cirrhotic rats. Its role in the development of spontaneous bacterial peritonitis. *Gut* 35 (11):1648-1652, 1994.

37. Llovet J. M., R. Bartoli, R. Planas, B. Vinado, J. Perez, E. Cabre, J. Arnal, I. Ojanguren, V. Ausina, and M. A. Gassull. Selective intestinal decontamination with norfloxacin reduces bacterial translocation in ascitic cirrhotic rats exposed to hemorrhagic shock. *Hepatology* 23 (4):781-787, 1996.

38. Llovet J. M., R. Bartoli, F. March, R. Planas, B. Vinado, E. Cabre, J. Arnal, P. Coll, V. Ausina, and M. A. Gassull. Translocated intestinal bacteria cause spontaneous bacterial peritonitis in cirrhotic rats: molecular epidemiologic evidence. *J.Hepatol.* 28 (2):307-313, 1998.

39. Lyte M. and S. Ernst. Catecholamine induced growth of gram negative bacteria. *Life Sci.* 50 (3):203-212, 1992.

40. Madrid A. M., C. Hurtado, M. Venegas, F. Cumsille, and C. Defilippi. Long-Term treatment with cisapride and antibiotics in liver cirrhosis: effect on small intestinal motility, bacterial overgrowth, and liver function. *Am.J.Gastroenterol.* 96 (4):1251-1255, 2001.

41. Mazmanian S. K., C. H. Liu, A. O. Tzianabos, and D. L. Kasper. An immunomodulatory molecule of symbiotic bacteria directs maturation of the host immune system. *Cell* 122 (1):107-118, 2005.

42. McCafferty D. M., K. A. Sharkey, and J. L. Wallace. Beneficial effects of local or systemic lidocaine in experimental colitis. *Am.J.Physiol* 266 (4 Pt 1):G560-G567, 1994.

43. Naveau S., T. Poynard, A. Abella, J. P. Pignon, A. Poitrine, H. Agostini, O. Zourabichvili, and J. C. Chaput. Prognostic value of serum fibronectin concentration in alcoholic cirrhotic patients. *Hepatology* 5 (5):819-823, 1985.

44. Pardo A., R. Bartoli, V. Lorenzo-Zuniga, R. Planas, B. Vinado, J. Riba, E. Cabre, J. Santos, T. Luque, V. Ausina, and M. A. Gassull. Effect of cisapride on intestinal bacterial overgrowth and bacterial translocation in cirrhosis. *Hepatology* 31 (4):858-863, 2000.

45. Parsi M. A., A. Atreja, and N. N. Zein. Spontaneous bacterial peritonitis: recent data on incidence and treatment. *Cleve.Clin.J.Med.* 71 (7):569-576, 2004.

46. Pascual S., J. Such, A. Esteban, P. Zapater, J. A. Casellas, J. R. Aparicio, E. Girona, A. Gutierrez, F. Carnices, J. M. Palazon, J. Sola-Vera, and M. Perez-Mateo. Intestinal permeability is increased in patients with advanced cirrhosis. *Hepatogastroenterology* 50 (53):1482-1486, 2003.

47. Perez-Paramo M., J. Munoz, A. Albillos, I. Freile, F. Portero, M. Santos, and J. Ortiz-Berrocal. Effect of propranolol on the factors promoting bacterial translocation in cirrhotic rats with ascites. *Hepatology* 31 (1):43-48, 2000.

48. Rajkovic I. A. and R. Williams. Abnormalities of neutrophil phagocytosis, intracellular killing and metabolic activity in alcoholic cirrhosis and hepatitis. *Hepatology* 6 (2):252-262, 1986.

49. Rice P. A., G. W. Boehm, J. A. Moynihan, D. L. Bellinger, and S. Y. Stevens. Chemical sympathectomy increases the innate immune response and decreases the specific immune response in the spleen to infection with Listeria monocytogenes. *J.Neuroimmunol.* 114 (1-2):19-27, 2001.

50. Rice P. A., G. W. Boehm, J. A. Moynihan, D. L. Bellinger, and S. Y. Stevens. Chemical sympathectomy alters numbers of splenic and peritoneal leukocytes. *Brain Behav.Immun.* 16 (1):62-73, 2002.

51. Rice P. A., G. W. Boehm, J. A. Moynihan, D. L. Bellinger, and S. Y. Stevens. Chemical sympathectomy increases numbers of inflammatory cells in the peritoneum early in murine listeriosis. *Brain Behav.Immun.* 16 (6):654-662, 2002.

52. Rimola A., R. Soto, F. Bory, V. Arroyo, C. Piera, and J. Rodes. Reticuloendothelial system phagocytic activity in cirrhosis and its relation to bacterial infections and prognosis. *Hepatology* 4 (1):53-58, 1984.

53. Runyon B. A.. Patients with deficient ascitic fluid opsonic activity are predisposed to spontaneous bacterial peritonitis. *Hepatology* 8 (3):632-635, 1988.

54. Runyon B. A. Management of adult patients with ascites due to cirrhosis. *Hepatology* 39 (3):841-856, 2004.

55. Sanchez E., F. Casafont, A. Guerra, Benito de, I, and F. Pons-Romero. Role of intestinal bacterial overgrowth and intestinal motility in bacterial translocation in experimental cirrhosis. *Rev.Esp.Enferm.Dig.* 97 (11):805-814, 2005.

56. Sanchez E., J. Such, M. T. Chiva, G. Soriano, T. Llovet, J. Merce, F. Sancho, C. Munoz, X. Y. Song, M. Perez-Mateo, J. Balanzo, and C. Guarner. Development of an experimental model of induced bacterial peritonitis in cirrhotic rats with or without ascites. *Am.J.Gastroenterol.* 102 (6):1230-1236, 2007.

57. Sanders V. M. and R. H. Straub. Norepinephrine, the beta-adrenergic receptor, and immunity. *Brain Behav.Immun.* 16 (4):290-332, 2002.

58. Schultz M., S. Watzl, T. A. Oelschlaeger, H. C. Rath, C. Gottl, N. Lehn, J. Schölmerich, and H. J. Linde. Green fluorescent protein for detection of the probiotic microorganism Escherichia coli strain Nissle 1917 (EcN) in vivo. *J.Microbiol.Methods* 61 (3):389-398, 2005.

59. Sese E., X. Xiol, J. Castellote, E. Rodriguez-Farinas, and G. Tremosa. Low complement levels and opsonic activity in hepatic hydrothorax: its relationship with spontaneous bacterial empyema. *J.Clin.Gastroenterol.* 36 (1):75-77, 2003.

60. Shilov J. I. and E. G. Orlova. Role of adrenergic mechanisms in regulation of phagocytic cell functions in acute stress response. *Immunol.Lett.* 86 (3):229-233, 2003.

61. Sort P., M. Navasa, V. Arroyo, X. Aldeguer, R. Planas, L. Ruiz-del-Arbol, L. Castells, V. Vargas, G. Soriano, M. Guevara, P. Gines, and J. Rodes. Effect of intravenous albumin on renal impairment and mortality in patients with cirrhosis and spontaneous bacterial peritonitis. *N.Engl.J.Med.* 341 (6):403-409, 1999.

62. Spaeth G., T. Gottwald, R. D. Specian, M. R. Mainous, R. D. Berg, and E. A. Deitch. Secretory immunoglobulin A, intestinal mucin, and mucosal permeability in nutritionally induced bacterial translocation in rats. *Ann.Surg.* 220 (6):798-808, 1994.

63. Spengler R. N., S. W. Chensue, D. A. Giacherio, N. Blenk, and S. L. Kunkel. Endogenous norepinephrine regulates tumor necrosis factor-alpha production from macrophages in vitro. *J.Immunol.* 152 (6):3024-3031, 1994.

64. Steffen E. K., R. D. Berg, and E. A. Deitch. Comparison of translocation rates of various indigenous bacteria from the gastrointestinal tract to the mesenteric lymph node. *J.Infect.Dis.* 157 (5):1032-1038, 1988.

65. Stirpe F. and L. Barbieri. Ribosome-inactivating proteins up to date. *FEBS Lett.* 195 (1-2):1-8, 1986.

66. Stirpe F., S. Bailey, S. P. Miller, and J. W. Bodley. Modification of ribosomal RNA by ribosome-inactivating proteins from plants. *Nucleic Acids Res.* 16 (4):1349-1357, 1988.

67. Straub R. H., M. Mayer, M. Kreutz, S. Leeb, J. Schölmerich, and W. Falk. Neurotransmitters of the sympathetic nerve terminal are powerful chemoattractants for monocytes. *J.Leukoc.Biol.* 67 (4):553-558, 2000.

68. Straub R. H., H. J. Linde, D. N. Mannel, J. Schölmerich, and W. Falk. A bacteria-induced switch of sympathetic effector mechanisms augments local inhibition of TNF-alpha and IL-6 secretion in the spleen. *FASEB J.* 14 (10):1380-1388, 2000.

69. Straub R. H., G. Pongratz, C. Weidler, H. J. Linde, C. J. Kirschning, T. Gluck, J. Schölmerich, and W. Falk. Ablation of the sympathetic nervous system decreases gram-negative and increases gram-positive bacterial dissemination: key roles for tumor necrosis factor/phagocytes and interleukin-4/lymphocytes. *J.Infect.Dis.* 192 (4):560-572, 2005.

70. Such J., C. Guarner, J. Enriquez, J. L. Rodriguez, I. Seres, and F. Vilardell. Low C3 in cirrhotic ascites predisposes to spontaneous bacterial peritonitis. *J.Hepatol.* 6 (1):80-84, 1988.

71. Turnes J., M. Hernandez-Guerra, J. G. Abraldes, P. Bellot, R. Oliva, J. C. Garcia-Pagan, and J. Bosch. Influence of beta-2 adrenergic receptor gene polymorphism on the hemodynamic response to propranolol in patients with cirrhosis. *Hepatology* 43 (1):34-41, 2006.

72. Volkheimer G. and F. H. Schulz. The phenomenon of persorption. *Digestion* 1 (4):213-218, 1968.

73. Wiest R., F. Chen, G. Cadelina, R. J. Groszmann, and G. Garcia-Tsao. Effect of Lactobacillus-fermented diets on bacterial translocation and intestinal flora in experimental prehepatic portal hypertension. *Dig.Dis.Sci.* 48 (6):1136-1141, 2003.

74. Wiest R. and G. Garcia-Tsao. Bacterial translocation (BT) in cirrhosis. *Hepatology* 41 (3):422-433, 2005.

75. Wolin M. J. and T. L. Miller. Interactions of microbial populations in cellulose fermentation. *Fed.Proc.* 42 (1):109-113, 1983.

76. Ziegler M. G., J. A. Thomas, and D. M. Jacobowitz. Retrograde axonal transport of antibody to dopamine-beta-hydroxylase. *Brain Res.* 104 (2):390-395, 1976.

9. Danksagung

Ich bedanke mich bei Herrn Prof. Dr. med. J. Schölmerich für die Möglichkeit der Durchführung dieser Promotionsarbeit in der Klinik und Poliklinik für Innere Medizin I der Universitätsklinik Regensburg.

Mein herzlicher Dank gilt Herrn Priv.- Doz. Dr. med. Reiner Wiest für die Überlassung des Themas und für die Bereitschaft, die fakultätsinterne Betreuung und Vertretung dieser Arbeit zu übernehmen. Besonders danke ich ihm für die freundliche und engagierte Betreuung während der Dissertation, sowie für die Unterstützung und die zahlreichen Anregungen bei der Klärung von Problemen.

Weiterhin danke ich der gesamten Belegschaft der Forschungsabteilung der Inneren Medizin I unter Leitung von Herrn Prof. Dr. med. R. Straub und Herrn Prof. Dr. med. W. Falk für die freundliche Zusammenarbeit während meiner Forschungsarbeiten.
Ganz besonders bedanken möchte ich mich bei den MTA´s Christl Hechtl, Anja Sabo und Manfred Suppman für die Einführung in die experimentellen Arbeiten, die zahlreichen Hilfestellungen und Tipps.

Mein Dank gilt ebenfalls dem Institut für Mikrobiologie und Hygiene der Universitätsklinik Regensburg für die zuverlässige Bearbeitung der von mir angefertigten Blutkulturen und die Bereitstellung der von mir verwendeten Nährböden. Besonders bedanken möchte ich mich an dieser Stelle bei Herrn Priv.- Doz. Dr. med. H.-J. Linde und Frau Ursula Haas für das Zurverfügungstellen und die freundliche Einführung in den Umgang mit dem in dieser Arbeit verwendeten GFP-markierten *Escherichia coli.*

Schließlich danke ich der Laborbelegschaft des Institus für Klinische Chemie der Universitätsklinik Regensburg für die freundliche Zusammenarbeit und Bearbeitung der von mir entnommenen Blutproben.

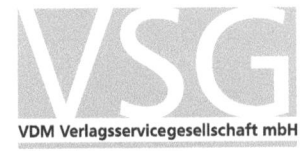

Die VDM Verlagsservicegesellschaft sucht für wissenschaftliche Verlage abgeschlossene und herausragende

Dissertationen, Habilitationen, Diplomarbeiten, Master Theses, Magisterarbeiten usw.

für die kostenlose Publikation als Fachbuch.

Sie verfügen über eine Arbeit, die hohen inhaltlichen und formalen Ansprüchen genügt, und haben Interesse an einer honorarvergüteten Publikation?

Dann senden Sie bitte erste Informationen über sich und Ihre Arbeit per Email an *info@vdm-vsg.de*.

Sie erhalten kurzfristig unser Feedback!

VDM Verlagsservicegesellschaft mbH
Dudweiler Landstr. 99   Telefon +49 681 3720 174
D - 66123 Saarbrücken   Fax   +49 681 3720 1749
www.vdm-vsg.de

Die VDM Verlagsservicegesellschaft mbH vertritt

 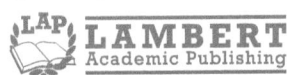 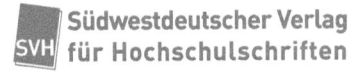

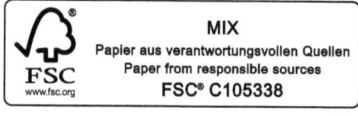

Printed by Books on Demand GmbH, Norderstedt / Germany